李瑞芬
谈营养

李瑞芬◎著

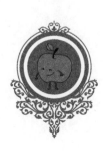

江苏凤凰科学技术出版社

图书在版编目（CIP）数据

李瑞芬谈营养 / 李瑞芬著 . -- 南京：江苏凤凰科
学技术出版社 , 2018.12
　（含章 . 健康中国系列）
　ISBN 978-7-5537-9740-3

　Ⅰ . ①李… Ⅱ . ①李… Ⅲ . ①营养学 – 基本知识
Ⅳ . ① R151

　中国版本图书馆 CIP 数据核字 (2018) 第 234913 号

李瑞芬谈营养

著　　　者	李瑞芬	
责 任 编 辑	樊　明　葛　昀	
责 任 校 对	郝慧华	
责 任 监 制	曹叶平　方　晨	

出 版 发 行　江苏凤凰科学技术出版社
出版社地址　南京市湖南路 1 号 A 楼，邮编：210009
出版社网址　http://www.pspress.cn
印　　　刷　北京鑫海达印刷有限公司

开　　　本　718 mm × 1000 mm　1/16
印　　　张　12
版　　　次　2018 年 12 月第 1 版
印　　　次　2018 年 12 月第 1 次印刷

标 准 书 号　ISBN 978-7-5537-9740-3
定　　　价　36.00 元

前言

　　人和一切生物一样，都生活在大自然的环境中，这里有空气、土地、水和太阳，造就了植物和动物。人从植物和动物中寻求养料，经过消化、吸收，获取能量，然后排泄残渣，回归土地，进入自然循环。人为了自身生存、维持健康、繁殖后代，就必须从外界寻求食物，获得营养。

　　人不断地与自然环境交换能量，保持着平衡，既有外环境的平衡，又有内环境的平衡，食物中营养物质与人体的关系，就是维持平衡的关系。

　　研究营养，就是要了解是什么物质在维持人类的生存、食物与人体是什么关系、食物中的营养物质是如何调节人体平衡的，人体对食物是如何消化吸收和利用的，研究营养，就是要用科学的理论来指导人们的膳食，获取健康。

　　当然，营养不是凭空拿来研究的，要与烹饪相结合，才能达到最佳的效果。我1920年出生在上海，从小就喜欢烹饪，7岁的时候开始向太祖母学习各种民间菜肴的制作，做烤锅鸡，还有卤的和酱的肉类，灌制各种香肠。1939 年考入上海震旦大学家政系食品临床营养专业。1944 年，大学毕业后取得法国注册的营养师资格，在医院从事营养师工作。到 2009 年为止，做了 70 多年的营养师。我一生都在研究吃，把吃好、吃得营养作为事业，深知营养与烹饪相结合的必要性。

中国烹饪的鼎中之变是精微的。食物中的营养素在烹调过程中发生着多种变化，研究这些变化，选用合理科学的烹调方法，就能提高营养素在食物中的保留率和在人体中的利用率。比如蔬菜要先洗后切，烹调时菜量不宜过多，急火快炒可以减少蔬菜中水溶性维生素的流失。空心菜、菠菜、苋菜、竹笋等含草酸多，利用草酸溶于水的特点，将含草酸多的蔬菜在沸腾的水中焯一下，除去草酸，就不会影响钙的吸收了。大米中含 B 族维生素丰富，但它易溶于水，因此，淘米时间不宜过长，不宜用手搓洗，不宜用热水淘米。滑、炒油温应控制在 150℃以下（油温到未起烟），煎、炸油温应控制在 230℃以下。炸食物的油不要反复多次使用，这样可以保证油的质量及菜肴的色、香、味、形，还可以防止高温产生有毒聚合物，影响人体健康。烹制菜肴用油不宜过多，否则会影响菜肴的口感等。

掌握营养膳食的基本原则，即荤素搭配，酸碱平衡，花样多、品种齐、量不大、讲平衡。结合科学的烹饪方式，双管齐下，长此下去，你必定会拥有健康快乐的人生。

目录

Contents

chapter 1　吃出营养，吃出健康　　9

人体离不开七大营养素　　10

学会品味食物　　14

吃出健康长寿　　18

攀上金字塔和饮食要平衡　　22

教你认清营养品　　24

欢乐健康节日餐　　26

做好家里掌勺人的诀窍　　30

营养学家析说胆固醇　　32

高质量快餐是午餐的首选　　35

chapter 2　食物中的营养奥秘　　37

泡菜营养多多　　38

吃蔬菜的学问　　40

吃鱼兴旺一个民族　　43

啤酒加海鲜，痛风结石跑不掉   46

牛奶是人类最好的食物   47

吃鸡蛋的学问   50

吃主食的学问   53

喝粥的学问   56

调味品的营养价值   59

chapter 3   特殊人群健康饮食法   63

不同人群的饮食指南   64

中小学生快餐   67

上班族的家庭食谱   69

老人每天适当吃零食   71

让衰老晚些到来   72

吃出美丽，告别饮食误区   75

健康减肥，轻松有效   78

chapter 4   营养素在烹调过程中的变化   81

蛋白质在烹调过程中的变化   82

烹调过程中的脂肪   90

碳水化合物在烹调中的变化   94

烹调和食品加工中的维生素   100

烹调和食品加工过程中的矿物质   105

烹调中的水   109

chapter 5   烹调的食品卫生   115

粮谷类食物在烹调前的卫生   116

动物性食物在烹调前的卫生   117

油脂在烹调前的卫生   121

蔬菜、水果在烹调前的卫生　　　123

肉鱼类食物在烹调过程中的卫生　　　125

蛋类在烹调过程中的卫生　　　128

油脂在烹调过程中的卫生　　　130

塑料袋装食品危害大　　　131

食品在贮藏方面的卫生　　　133

chapter 6　烹调方式对营养的影响　　　137

烹调温度与营养的关系　　　138

教你几种烹调方法　　　140

烹调方式与营养的关系　　　159

chapter 7　调味的技巧　　　165

调味分类及作用　　　166

调味的时间和原则　　　169

中式菜肴的调味品　　　171

附录　　　175

常见蔬菜基础知识　　　175

水产品基础知识　　　178

畜禽基础知识　　　181

粮食基础知识　　　182

常见水果基础知识　　　182

调味品基础知识　　　184

食物鉴定表　　　186

代后记　　　190

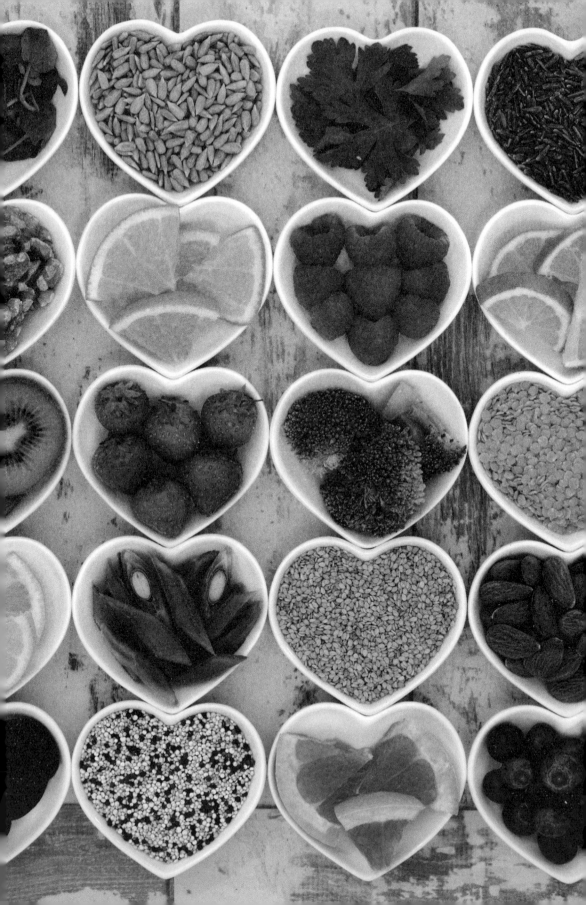

Chapter 1

吃出营养，吃出健康

　　我们每天都在吃东西，那么你真的会吃吗？知道吃中的奥秘吗？如何适量且均衡地摄入人体所必需的七大类营养素？如何吃出健康长寿、吃出人生风采？

　　科学膳食是关键。攀上膳食的"金字塔"，掌握"饮食十大平衡"，孰能经营出自己的100分健康来。

人体离不开七大营养素

营养素，是指食物中含有的对人体有价值的、能被人体消化吸收并参与人体与外界环境交换的物质。人体需要经常进食的营养素，目前已知的有50多种，大致分为七大类，即蛋白质、脂肪、碳水化合物、维生素、矿物质、水、膳食纤维。

🌿 蛋白质

人类的各种器官、组织由细胞构成，细胞的主要成分就是蛋白质。蛋白质参与人体一切生命活动。可以说，蛋白质是人体的重要物质基础，没有蛋白质就没有生命。

蛋白质由氨基酸组成，其中8种必需氨基酸是从食物中按一定的比例关系摄取的。吃进去的氨基酸不齐全，既不能组成蛋白质，又不能用于机体的修复，只能作为热量消耗掉。就像工厂做工一样，缺少一个零件，就组不成一个成品。

蛋白质的作用是构成和修补人体组织；构成酶、激素和抗体；供给能量，参与体内代谢。

动物性蛋白质的食物来源主要是畜肉、禽肉、鱼、虾、蟹、蛋、奶等。植物性蛋白质的食物来源主要是谷类、豆类、菌类、蔬菜、水果等。

长期缺乏蛋白质会使生长发育迟缓，体重减轻，容易疲劳；对疾病抵抗力降低，容易生病，皮肤干燥有皱纹，肌肉松弛，毛发干枯，创伤骨折不易愈合，病后恢复迟缓，严重者会出现营养不良性水肿。蛋白质长期过剩则会增加肝、肾负担，造成慢性酸中毒，容易产生疲劳。

🌾脂肪

脂肪能保护和固定神经、血管、脏器，是能量的来源之一，它能促进脂溶性维生素（维生素A、维生素D、维生素E、维生素K和胡萝卜素）的吸收，防止热量消失，保持体温。人体内的脂肪，一部分由碳水化合物和蛋白质转化而来，一部分从食物中吸收。

烹调用的油脂和食物本身所含的油脂是脂肪的主要来源。食物中果仁脂肪含量最高，各种肉类居中，米、面、蔬菜、水果中含量很少。

虽然脂肪摄入过多会引起肥胖、各种疾病、促进衰老和诱发癌症，但是，如果人们长期缺乏脂肪也对身体非常不利，比如会造成营养不良。必需脂肪酸缺乏的婴儿则易引起湿疹等。

🌾碳水化合物

碳水化合物是人体热量的主要来源，人体所需要能量的70%以上是由碳水化合物供给，它也是组织和细胞的重要组成成分。碳水化合物可以维持脂肪代谢的正常进行。五谷杂粮是碳水化合物的主要来源。

膳食中缺乏碳水化合物时会导致全身无力，疲乏、血糖含量降低，产生头晕、心悸、脑功能障碍等，严重者会导致低血糖昏迷。当膳食中碳水化合物过多时，就会转化成脂肪贮存于体内，使人过于肥胖而导致各类疾病，如高脂血症、糖尿病等。

🌾维生素

维生素是维持人体生命必需的物质，它的需要量虽少，但由于人体内不能合成或合成量不足，必须从食物中摄取。维生素分为水溶性（B族维生素、维生素C）和脂溶性（维生素A、维生素D、维生素E、维生素K等）两类，维生素对人体正常生长发育和调节生理功能至关重要。

维生素A主要存在于动物肝脏、蛋类、乳制品、胡萝卜、南瓜、香蕉、橘子和一些绿叶蔬菜中；维生素B_1主要存在于葵花子、花生、大豆、猪肉、谷类，野生食用菌黄滑松茸中；维生素B_6主要存在于肉类、谷类、蔬菜和坚果中；维生素B_{12}主要存在于猪牛羊肉、鱼、禽、贝壳类、蛋类中；维生素C

主要存在于柠檬、橘子、苹果、酸枣、草莓、辣椒、土豆、菠菜中；维生素 D 主要存在于鱼肝油、鸡蛋、牛奶、金枪鱼中；维生素 E 主要存在于谷物胚胎、植物油、绿叶中；维生素 K 主要存在于绿叶蔬菜中。

维生素 A 缺乏时会导致夜盲症、角膜干燥症、皮肤干燥、脱屑等；维生素 B_1 缺乏时会导致神经炎、脚气病、食欲不振、消化不良、生长迟缓等；维生素 B_2 缺乏时会导致口腔溃疡、皮炎、口角炎、舌炎、角膜炎等；维生素 B_{12} 缺乏时会导致巨幼红细胞性贫血等；维生素 C 缺乏时会导致坏血病、抵抗力下降等；维生素 D 缺乏时会导致儿童的佝偻病、成人的骨质疏松症等；维生素 E 缺乏时会导致不育、流产、肌肉性萎缩等。

矿物质

矿物质是构成骨骼、牙齿和其他组织的重要成分，具有维持体内酸碱平衡的调节作用。矿物质分为两类，一类是大量元素如钙、磷、镁、钠、钾等，另一类是微量元素如铁、锌、铜、碘等，它们不能由人体内产生，必须从食物中摄取。

钙的最佳食物来源有杏仁、玉米油、南瓜子、豆类、卷心菜等；镁的最佳食物来源有麦芽、杏仁、腰果、葡萄干、花生、大蒜、青豆、螃蟹、山核桃等；钠的最佳食物来源有泡菜、橄榄、小虾、火腿、芹菜、卷心菜、螃蟹、豆瓣菜、红芸豆等；钾的最佳食物来源有豆瓣菜、芹菜、小黄瓜、萝卜、白色菜花、南瓜、蜂蜜等；铁的最佳食物来源有南瓜子、杏仁、腰果、葡萄干、胡桃、猪肉、芝麻、山核桃等；锌的最佳食物来源有牡蛎、羔羊肉、山核桃、小虾、青豆、豌豆、蛋黄、全麦谷物、燕麦、花生、杏仁等。所有食物几乎都含有磷。

水

水是人体不可缺少的重要营养素，人对水的需要仅次于氧气。人每天至少要喝8杯水（每一杯约300毫升），如果身体里缺少20%的水就无法维持生命，人体运输各种营养物质和排泄体内有害物质，都需要水来带动。喝水不仅能保持皮肤滋润，清除污染，促进细胞的新陈代谢，还能预防多种疾病。比如早起喝一杯水，对机体既是一次及时的补偿，又是一种有效的净化，可以稀释血液，降低血黏度，有效避免心脑血管病患者在上午发生意外，预防心脏病和中风。喝水还能使积蓄一夜的固体毒物溶解在尿液中并排出，既冲洗了尿道，预防尿路感染，又可预防尿路结石。早晨喝杯温开水能有效地防止便秘，减少痔疮发生。而饭前喝一碗汤，有饱腹感，可降低食欲，对控制体重有明显的帮助。

膳食纤维

膳食纤维是植物的细胞壁，它不能被人体消化吸收，但它能软化肠内物质，刺激肠道蠕动，有利于排便；它还能与胆汁酸结合，使胆盐排出，降低血脂和血糖。膳食纤维比重小，体积大，在胃肠中占据空间较大，使人有饱腹感，有利于减肥。

膳食纤维分为水溶性纤维和非水溶性纤维两类，纤维素、部分半纤维素和木质素是 3 种常见的非水溶性纤维，存在于植物细胞壁中；而果胶和树胶等属于水溶性纤维，存在于自然界的非纤维性物质中。常见的食物中的大麦、豆类、胡萝卜、柑橘、亚麻、燕麦等食物都含有丰富的水溶性纤维；小麦糠、玉米糠、芹菜、果皮和根茎类蔬菜等含有丰富的非水溶性纤维素。

热量

人体所需的能量来源于蛋白质、脂肪和碳水化合物，三者在体内经过氧化可以产生能量，称为生热营养素。

1 克蛋白质可产生 17 千焦，1 克脂肪可产生 38 千焦，1 克碳水化合物产生 17 千焦，三种生热营养素在体内氧化均能产生能量，在代谢过程中可以互相转化，但不可以互相代替。

如果人体热量长期处于缺乏状态的话，会导致营养不良等，影响生长发育；如果人体热量长期过剩的话，则会导致高脂血症、肥胖等疾病。所以，饮食要适量，不可暴饮暴食，也不能偏食挑食，甚至节食。

学会品味食物

我们每天都在吃东西，那么你真的会吃吗？真的知道吃中的奥秘吗？让我们一起学会品味食物。

🌿 滋味

人所共知，味道始于味蕾。

舌头边缘、舌尖、舌面等处有乳头状的小凸起，凸起上有若干细小的感觉器官，这些感觉器官被称作反应味道刺激的味蕾。水溶液的刺激物通过味蕾顶端的毛细孔传到味蕾内的微茸毛小凸起处。由于细胞被激活，信息便通过神经传递到大脑的味觉中枢，便可感受到酸、甜、苦、咸、鲜等基本味觉。

虽然基本味道的刺激物可激活味蕾，但研究者也认为，其他味觉，如辛辣味、涩味也可刺激味蕾和口腔内黏膜。当然，其结果是产生疼痛、发热的感觉。

要引起这一反应过程，不仅仅与物质的"质"相关，也与物质的"量"相关。那就是说，要受到足够量的刺激，味觉才有反应。开始反应的最低点称为阈值。阈值根据基本味道不同而异。

🌿 风味

滋味是一回事，风味又是另一回事。

研究者认为，只有在基本味道与嗅觉和触觉一起作用时，才能充分体现出食品的风味，而且当鼻子开始闻到香气时，整个口腔便开始工作，并由于咀嚼更增添香气。

假如菜肴的香气起了变化，我们就知道这些菜肴已经不是原先的菜肴，这时嗅觉的重要性就明显地表现出来，正如从锅中发出来的熏肉、鸡蛋等香味会刺激我们的食欲一样。大多数食品化学研究工作者在研究食物口感时，把触觉也包含在对风味的解释之内。由于舌头产生触觉，所以能辨别食物的质地，如硬的、滑的、粘黏的或是脆的及其温度，从而决定取舍。大量事实证明，多数人在热天喜欢冷饮。

虽然解释感觉在产生风味中的作用是很容易的，但对扩展现象就很难说清楚。几乎不可捉摸的扩展现象都是由菜肴品质决定的。

正是由于这一点，研究结果才证明了"鲜味"是起决定作用的东西。"鲜味"不仅是基本味道，也是风味增进剂，这种要素把食物本身主要特征表现出来。如果品尝的大量因素可与管弦乐队的乐器比较，那么"鲜味"就是低音提琴——音调虽低，却是调整乐队韵律不可缺少的乐器。

食味

视觉与听觉也是确定食物风味的器官。通过视觉，食物的形状和颜色可起到悦目效果。这种各具特色的形状和颜色增添了人们对蔬菜、水果的兴趣，例如普通的花椰菜、茄子、胡椒、胡萝卜，热带的山竹、荔枝、香蕉及椰子。即使品尝家的审美观点各有不同，但却普遍同意，眼睛是鉴赏食物制备总效果的主要器官。

听觉也有助于食物的反应，例如火炉上多汁牛肉发出的咝咝声。一听到正在制作中的食物声或吃喝声，通常都可刺激食欲，甚至咀嚼声也能引起食欲。

如果菜肴用欧芹枝加以点缀，餐厅配有音乐伴奏，这就表明厨师懂得这样的品尝更能激发食欲。

美味

当我们进餐时，体内的感受器官都活动起来。进餐准备就绪之前，身体状况和精神状况与个人经历和文化修养都要协调一致。尽管感觉器官没有毛病，但上述任何一个因素都会影响或干扰品尝。

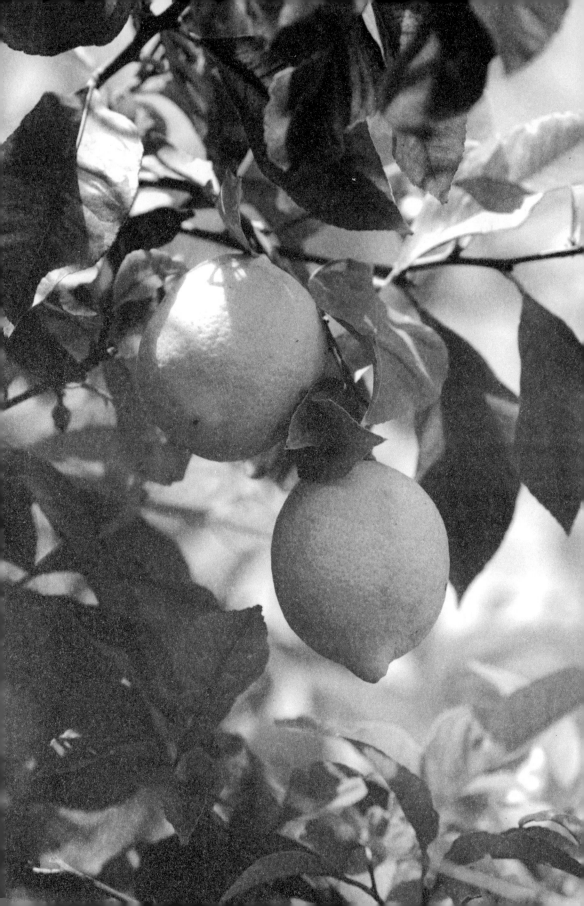

当然，身体健康状况是至关重要的。即使一个人的食欲能够排除疾病的干扰，但是未见得能领略到餐食的滋味。风味不可避免地受到情绪变化的影响，没有一个人在遭受失败以后，还能津津乐道地品尝宴席。阴郁的时刻也会使厨师和就餐者心灰意懒。相反，乐观愉快的亲朋围坐痛饮，可以说是一场难忘的盛宴的良好开端。

只有当所有这些因素（从舌头到几千年的传统习惯）都满足时，一个讲究美食的人才能品尝佳肴。

味道向您发出的信号

每当我们需要能量时，对糖就有一种本能的要求。当我们身体脱水时，就会要求补充水和矿物质。想吃酸性的食物，反映人体需要促进新陈代谢。

基本味道能够为身体提供食料，也可保护人体。例如苦味是物质有毒的警告，是引起最低阈值的防卫机制。即使有些成年人懂得欣赏柠檬的浓烈味道，但是酸味却通常充当防卫机制，因为酸味发出食物变质的警告。

基本味道不仅仅是品尝的源泉，更是一种引导人们去满足身体需要的复杂的符号语言学系统。正是这些生理作用，使得味道生理学上的任何发现都是具有重要意义的事件。

味道的生物作用

甜：糖的信号，糖在体内起着能源作用。

酸：有机酸的信号，有机酸可以促进体内新陈代谢；酸的另一种信号，则表示食物的腐败。

咸：矿物质的信号，矿物质帮助保持体液平衡。

苦：不可以摄入体内的危害物质的信号。

鲜：蛋白质的信号，蛋白质是体内必需营养来源。

吃出健康长寿

《辞海》上讲，"营"是谋求、寻找，"养"是养生之道，"营养"两个字加在一起，是寻找我们的养生之道。以前人们是吃不饱饭，现在物质丰富了，口袋和钱包都鼓起来了，想吃什么就吃什么，结果吃出了不少毛病。病从口入，很多人就是因为不懂营养学知识才把身体吃坏的。

🌿科学膳食是健康的第一步

平衡膳食，就是说一日三餐要按不同的年龄、不同的比例吃各种东西，包括五谷杂粮、蔬菜水果、牛奶、豆制品、鸡鸭鱼肉等。不能挑食，不能只吃想吃的，不想吃的一点都不碰，人们每天除了水以外，还要吃30多种食物。

在中国膳食指南及食物金字塔研讨会上，营养学家们建议的中国食物金字塔，以成人为例，每人每天应吃各类食物的份额为：谷薯及杂豆250～400克；蔬菜300～500克；水果200～400克；畜禽肉类50～75克，鱼虾类50～100克，蛋类25～50克，奶类及奶制品300克，大豆类及坚果类30～50克，油25～30克，盐6克。来自全国各地的营养学家经讨论后一致认为，盐的摄取量还是以控制在5克以内为好。

当然，我们不一定要拘泥于这些数据，只要保持饮食均衡就行了。日常生活无须每天都样样照着推荐量吃。例如烧鱼比较麻烦，就不一定每天都吃50～100克鱼，可以改成每周吃2～3次鱼、每次150～200克，这样就较为切实可行了。实际上平日喜欢吃鱼的多吃些鱼，愿吃鸡的多吃些鸡，都无妨碍，重要的是一定要经常遵循各类食物的大体比例。总之，在生活中尽量多吃不同种类的食物，这是最基本的搭配原则。

另外，要说的是饮食的"杂"和"远"。"杂"就是蔬菜、肉、粮食等不同种类的食物都要吃，让营养素共同发挥作用。"远"就是一天内所吃食物的种属越远越好，比如四条腿的、两条腿的、一条腿的、没有腿的，互相搭配。

最好的营养是远离自己，就是说所吃的东西离人类越远越好。从营养上来说，"四条腿（猪、牛、羊）的不如两条腿的（鸡、鸭、鹅），两条腿的不如一条腿的（菌类），一条腿的不如没有腿的（鱼）。"我们是哺乳动物，就去吃卵生动物，吃卵生动物不如去吃鱼类。吃海洋动物，深海比浅海的动物要好。吃动物不如吃植物，吃植物不如吃菌类。

不能输在餐桌上，科学营养是关键

说起来，我们的老祖宗早在 3000 多年前就在研究营养学了，可以说那时就有这门学问了，不过当时叫作"食医"，也就是"管吃的医生"。我们现在所说的"营养师"三个字是进口货，我们常常把自己传统的"国粹"给忘了，却拿着欧美的一套东西来说，还如获至宝！现在谈营养，很多都是空泛的。

咱们国家还有一个很严重的问题，就是"懂营养的不擅烹饪，擅烹饪的不懂营养"。比如：1986 年，在卢森堡召开的"国际烹调技术大会"上，中国队在色、香、味、形竞赛上均取得第一，但综合评比却落到第 10 名，主要原因就是配制食物的厨师讲不清中餐的营养构成和比例。还有就是，1992 年的巴塞罗那奥运会，有关人士表示，中国本来可以拿到更多奖牌，问题就出在营养搭配上！当时的就餐方式以自助餐为主，每种食物和菜肴都标有营养成分和热量，但由于中国人不太懂，不清楚如何搭配，吃得不科学，结果很可惜！有些人输在了餐桌上。

来看看我们的邻国日本吧。日本早在 1945 年就制定了《营养师法》，1958 年又实行《厨师法》，把厨师当成"入口"的保健医生，强调厨师都应懂科学营养。几十年下来，现在日本成为世界长寿国之最。调查表明，日本孩子的身高、体重和肩宽，已超过中国同龄的学生了！

所以，真正的营养师是既要懂得营养，又要懂得烹饪，而好的厨师要懂得营养知识，在烹饪中蕴含着很多关于营养的问题。比如，烹调中如何提高膳食中的钙利用率。缺钙引起的儿童佝偻病、中老年骨质疏松等时有发生。影响钙吸收的因素很多，所以，在烹调中注意提高钙的利用率，就会降低患病概率。

还有，烹调中为什么"羊肉萝卜牛肉茶，猪肉小火加山楂"？如果在煮羊肉的时候，在萝卜上钻几个眼放进去，羊肉的膻腥味就可以去掉了；往牛肉锅里面放点茶叶，很快就可以把牛肉煮烂；用小火炖猪肉，放进几个山楂，不仅肉烂得快，而且味道鲜美。这些看似简单的问题都蕴含着营养学的道理，如果厨师学习了营养知识，就可以很好地在烹饪中解决营养的搭配问题。

营养顺口溜，好记又好用

"远三白，近三黑。"这是指三种白色的调味品糖、盐、猪油要少吃，而（蘑菇、黑木耳、黑米）三种黑色的食品都是天然食品，对人，特别是老人的身体比较好。

"吃四条腿的不如吃两条腿的，吃两条腿的不如吃一条腿的，吃一条腿的不如吃没有腿的。"这是营养"腿论"。"腿论"主要是针对中老年人说的，意思就是说吃四条腿的猪羊牛不如吃两条腿的鸡鸭鹅，鸡鸭鹅不如一条腿的蘑菇，蘑菇又不如没有腿的鱼类。因为中老年人的心脑血管系统已经定型并趋于衰退，四条腿的牛、羊、猪肉中含饱和脂肪酸多，容易形成动脉血管粥样硬化，堵塞血管。而禽、鱼类蛋白质高，脂肪低，肉的纤维短，容易消化；菌类则是植物蛋白质的丰富来源，这些都对中老年人比较适宜。

"营养你的心，苗条你的身，管住你的嘴，摆动你的腿。"这是说给减肥的人听的。"营养你的心"，意思是说要减体重先要安心，心要踏实下来，不只是少吃东西；身体要苗条，就管住自己的嘴巴，不要看到鸡鸭鱼肉、海参、鱼翅就吃，要控制住。"摆动你的腿"强调要运动，锻炼身体。

"老母鸡——呱呱啼，不到时候不要提，产妇早喝缺奶吸。"按照习惯，女人一生小孩，就吃鸡汤补身体。这其实不好，会造成奶水缺少。产妇如果刚生下娃娃就喝老母鸡汤，奶汁的正常分泌会得到抑制，因为老母鸡的雌激素含量多。正确的做法就是在生产5～7天后喝鸡汤，这样母亲的奶水会越来越多。催奶用的猪蹄汤、鲫鱼汤也应该这样用。那么产妇喝什么呢？最好多喝小米粥。

关于小米粥，其实也有一个顺口溜："小米粥，红糖水，活血败火清污水，滋润宝宝百日白。"

内心快乐身体才会健康

心态好是健康长寿的重要因素，一个人活在世上，除了吃得好、吃得平衡、吃出健康外，还要保持一个良好的心态，内心快乐身体才会健康。

那么，一个人如何才能长久地快乐起来、保持好心态呢？

关键是不要老去想那些不开心的事情，自己要保护自己，爱护自己。我有一句快乐顺口溜——"苦中作乐，助人为乐，自得其乐，知足常乐"。

生活绝非一种味道，要用仁爱之心、宽容之心、坚强之心不断去调和人生五味，才能在平衡与淡泊中臻至圆满人生。

攀上金字塔和饮食要平衡

科学膳食是健康的关键，那么，我们应该怎么做呢？

健康秘诀一：攀上金字塔

饮食搭配有阶梯，健康生活层层来。

第一层是谷类。五谷杂粮是中国人的主食，除了大米和精面外，应添加杂粮。小米、燕麦、玉米、高粱中的矿物质丰富，人体内不能合成矿物质，只能靠外界摄取。

第二层是蔬菜、水果。蔬菜分根、茎、叶、花、瓜、果，各类菜中营养素含量不一。深绿色、橘黄色的蔬菜水果，配膳时都要兼顾到。

第三层是鸡、鸭、鱼、肉、蛋。它们都是富含蛋白质的食物，可以按比例供不同人群食用。吃鸡时不吃鸭，吃猪肉时不吃牛、羊肉，平时可以多吃些鱼。

第四层是奶和豆制品。这是含钙丰富的食物。钙是中国人最缺少的营养素，有条件的应该每人每天喝一瓶奶，没有条件的可喝豆奶或吃豆制品。

第五层是调味品。三种白色食物，即猪油、盐、糖，要少吃。

宝塔形的膳食结构，底层大，上层小，使人一目了然，知道哪些食物可以多吃，哪些应少吃。每个人每天应该吃25种左右的食物，这样才能达到营养平衡，确保健康。

健康秘诀二：饮食要平衡

平衡饮食是科学膳食的根本，掌握饮食十大平衡原则，健康跑不了。

主食与副食：要吃五谷杂粮，同时要按宝塔型的要求，吃肉、禽、蛋、奶、菜。

荤与素：要吃四条腿的猪、牛、羊，两条腿的鸡和鸭，没有腿的鱼，又要吃根、茎、叶、花、瓜、果、菌等花样多的菜。

干与稀：在吃饭、菜的同时，也要吃些能帮助下咽的汤水。

精与杂：在吃米、面、肉、蛋等大菜的同时，别忘了角落处的下饭菜，如臭豆腐、辣椒酱、韭菜花等。

寒与热：中医的寒凉温热四性，要用到食谱中，"寒者热之，热者寒之"。吃热性的羊肉需白菜来平衡，吃寒性的螃蟹需酒和姜来平衡。

酸与碱：人体吸收的矿物质，分为酸性和碱性。非金属元素如硫、磷、氯在人体内氧化后生成阴离子，含有这些元素的食物有肉、禽、蛋、鱼、谷，称为成酸性食物。金属元素如钙、镁、钾、钠，在人体内氧化后，生成阳离子，含有这些元素的食物中有蔬菜、水果、豆类、菌、茶，称为成碱性食物。在正常情况下，人的血液酸碱值保持在 pH7.3 ~ 7.4 之间，偏碱性，这样才有利于生理活动。由于人体具有自动缓冲系统，能处理好酸与碱的关系，能使血中酸碱值保持在正常范围内，达到生理上的平衡。但这种机体自身缓冲能力是有限度的，如果经常超过其耐受程度，就易得文明病，如冠心病、糖尿病、癌症、胆石症等。

油腻与清淡：每餐最好肉、菜、蛋、豆全有，每种不在多，但要角色齐全。上顿吃得油腻，下顿吃得清淡，保证营养平衡。保持一顿的平衡做不到，保持一天的平衡也可以。

调味品：一种食物可用多种调味品，烹制出各种美味佳肴。如麻辣肉、五香肉、油浸肉、糖醋肉、焦盐肉、醋烹肉……诱人食欲。

烹调：烹调用火，五花八门，花样繁多。用小火焖、炖、熬、煨，用大火炸、炒、爆、烧。分开用火，不会手忙脚乱。

饥与饱：饥不可太饥，饱不可太饱，除儿童外，提倡一日多餐，餐餐不饱，饿了就吃，吃得很少。这对老人、肥胖者、糖尿病、胃病患者都有利。

教你认清营养品

随着生活水平的提高，保健品渐渐出现在人们的视线。那么，对保健品你了解多少呢？

❦并非价格越高的营养品对人体越有好处

有不少人都认为那些价格高的、稀少贵重的营养品就是"高级营养品"，其实不然。如燕窝很贵重，但营养单一，只是不完全蛋白质含量较多，对人体起不到太大的保健作用。而且有些营养品不是老少皆宜的，在选购时一定要看清楚。另外，补充营养要有目的性，如果营养失衡，不仅不能起到保健作用，反而会对身体有害。

目前营养品市场鱼龙混杂，千万不可盲目轻信一些广告的宣传。有的厂家任意夸大其营养品的保健作用，例如说各种氨基酸、各种微量元素齐全等，吹得神乎其神。其实，微量元素也不是越多越好。有关部门在市场抽查中发现，有的所谓"鳖精"，竟用一只鳖的原料装了 1600 瓶。据专家调查，目前的保健品市场假冒伪劣产品很多。国家技术监督部门曾对 212 种营养保健口服液产品抽查，发现仅卫生指标不符合要求的就达 18.4%，产品质量不完全符合其产品说明书中所担保内容的达 60% 以上。

❦一般健康人没有必要吃营养品

俗话说"粗茶淡饭能养人"，增加营养的正确方法是吃好一日三餐，而不是营养品。日常饭菜中含有人体所需的各种营养，例如，黄豆中就含有大量的蛋白质、脂肪、碳水化合物，以及锌、铁、钙等多种元素。人体中所需的全部营养，完全可以通过日常饮食来补充。增加营养，并不是一定要食用高级的、贵重的食物，像芹菜叶、莴笋叶等"下脚料"，都可以做成味道各异的小菜。

我们要走出对营养品问题的认识误区，立足从日常饮食中吸取营养，积极参加各种运动，锻炼出健康的身体。

欢乐健康节日餐

中国人讲究吃，但很难说是讲究科学地吃。尤其是过节期间，面对众多美食，人们就更容易吃出问题。那么，我们在过节时应该如何正确膳食呢？

春节怎么吃

一到春节，许多地方习惯在前半个月就开始准备吃食，平时难得吃上的稀罕食物，在年三十的家宴上也摆上了餐桌。当然，现在生活好了，鸡鸭鱼肉早已不是一年到"头"才能见到的，而年、节期间大吃大喝的习惯却没有改掉。

节日期间最常见的病是急性胃炎和急性胰腺炎。可以肯定，这些病都是暴饮暴食引起的。每类食物在胃肠道中停留的时间都不一样，淀粉类食物如大米粥等，一两个小时就能通过，含蛋白质多的食物要4个小时，含脂肪多的食物在胃中停留的时间就更长了。在一餐中暴食肉类食物，短时间内蛋白质、脂肪大量进入胃肠，不仅影响胃的蠕动，还会影响食物与消化液的接触，使消化液分泌供不应求。食物消化不完全，在胃肠中停留过久，经肠道中细菌分解后产生毒素，这些毒素反过来又刺激胃肠黏膜，影响消化和吸收，造成疾病。

有些人虽不暴食，但春节期间荤菜连日吃得过多，也会使人感到不舒服，这是为什么呢？原来，人们吃了食物后，经过消化吸收代谢后产生的残渣分为酸性和碱性。一个健康人对食物有自我调节能力，把食物代谢后产生的酸或碱加以中和，及时由肾脏排出。但如果连续数日吃酸性食物，就会超出身体自我调节的限度，使酸性物质在体内积存，产生疲劳倦怠、胃酸过多、恶心、神经衰弱等轻度酸中毒的症状。

什么是酸性食物和碱性食物呢？酸性食物主要指鸡、鸭、鱼、肉、虾、蛋、米、面、酒；碱性食物主要指豆类、菌类、海带、瓜果、竹笋、蔬菜（包括叶、茎、根、花）。酸碱并不是味道决定的，有的食物如西红柿、山楂吃起来很酸，但它是一种很强的碱性食物；鸡蛋白化学测定是碱性的。

中国人的血液是弱碱性的，饮食习惯一向以青菜、萝卜、豆制品为主，搭配些荤食，所以吃下去很舒服。西方人以肉食为主，蔬菜为辅，血液偏酸性，人体发胖，日久易患高脂血症、糖尿病、胆石症等疾病。

在这里，还应强调的是，许多人对荤性食物有误解。荤性食物是指肉类，肉类是含蛋白质较多的食物，蛋白质又是维持人体生命活动的主要营养素，它和脂肪、糖类一样，为人体提供热量。更重要的是，蛋白质是人体组织更新的物质基础。蛋白质对于儿童的生长发育十分重要。因此，有些人认为吃荤性食物多了不好，这是不对的，但也并不是多多益善。

组成蛋白质的基本单位是氨基酸，氨基酸在体内不能贮存，从食物中获取后，按一定的比例吸收。荤食吃少了，氨基酸不足，合成蛋白质就会减少，从而导致营养不良；但荤食吃多了，多余的氨基酸又不能被利用，被排出体外。家宴上肉食准备太多，蔬菜不足，不仅令人生腻，还会造成胃肠负担。

在营养学中，饮食上应该先吃什么，后吃什么都很有讲究。怎么吃才健康，关键还在于合理搭配。比如宴会中鸡鸭鱼肉比较多，这些酸性的食物要与碱性的果蔬搭着吃营养才全面。另外，参加宴会的人不要空腹喝酒，先用食物垫垫底，如吃点蔬菜、米饭等。在吃饭时，有人经常劝酒，殊不知酒的热量很高，甚至高于蛋白质和脂肪，所以长期大量喝酒的人往往都会营养失衡。

🌿 元旦里的一餐家常饭

元旦期间，不妨试一试，为家里人烹制一餐营养均衡又可口的四菜一汤。

首先要采购三黄鸡1000克、猪前肘1000克、金华火腿50克、豆腐丝400克、虾仁100克、鲜茶树菇（其他菌类也可）250克、冬瓜600克、芥蓝（其他叶菜也可）400克、粉丝20克、香菜20克，然后准备制作高汤。将三黄鸡、猪肘、金华火腿洗净，加入凉水，没过肉为准，上火烧开，撇去浮沫，改为小火慢炖。

高汤小火炖30分钟后，把鸡从汤中先拿出，放在凉水中激凉后将鸡分割两半，用盐、胡椒粉、鸡粉涂抹腌渍，最后鸡皮上擦上香油，用保鲜纸盖好冷藏，餐前切块装盘，配上海鲜酱油。这道菜是"白切鸡"。

猪肘炖至六成熟时从高汤中拿出去骨，再加入高汤、黄酒、上等酱油、茶树菇、冰糖，酱制上色，煮约15分钟至软糯即可食用。这道菜是"茶树菇酱烧元蹄"。

豆腐丝用开水焯软，沥净水分加入高汤，汤量加至豆腐丝齐平，调味后小火炖5分钟。起锅炒虾仁、烹黄酒、葱姜粒少许，将炒过的虾仁放入豆腐丝中，稍炖片刻，最后将高汤中的金华火腿取出手撕成丝，撒在表面。这道菜是"大煮干丝"。

芥蓝去除边筋，焯水，起锅少油煸炒，加入少许高汤调味，烧至入味即可食用。这道菜是"炒芥蓝"。

冬瓜切块，焯水去除生味，粉丝泡软，加入鸡汤烧10分钟后调味（盐、胡椒粉、味精），出锅后撒上香菜或香葱。这道汤是"冬瓜粉丝汤"。

此款菜谱是连贯性菜谱，每道菜都同开始准备工作（制作高汤）密切相关。菜谱中有禽类、畜类、豆类、菌类、海鲜和蔬菜，是一款适宜3～5人家庭食用的营养丰富的套餐。血脂高的人及肥胖者要减少肉类的食用，可再增加些蔬菜类食物，如黄瓜、西红柿、生菜等。

🌸团圆月饼健康吃

月饼象征着团圆，是中秋佳节必备的食品。那么月饼的营养价值如何呢？

月饼油多、糖多。以鸭蛋黄为馅的月饼胆固醇高。总体讲月饼是高热量食品，糖尿病患者、肥胖者不宜多吃。

当然，月饼也不是一无是处，月饼内馅多采用植物性原料种子，如核桃仁、杏仁、芝麻仁、瓜子、山楂、莲蓉、红小豆、枣泥等，对人体健康有一定的保健作用。

植物性的种子含不饱和脂肪酸，以油酸、亚油酸居多，对软化血管防止动脉硬化有益；含矿物质，有利于提高免疫力，预防儿童锌缺乏、缺铁性贫血。莲子、红小豆、芝麻含钾很高，可置换细胞内钠盐，营养心肌、调节血压。从中医角度看，一些原料性温、平，可强心、镇静、安神，还可抗衰老，润皮肤、乌须发。

怎样吃月饼才健康？ 避免中秋暴饮暴食，当日饮食摄入要有总量控制。吃月饼时，不要一次吃得太多、太快，以免热量过高，糖尿病患者更应控制。与瓜果梨桃等水果同时进食，增加膳食纤维，有助消化，达到平衡膳食的目的。

　　赏月品饼后，可与家人在月光下散散步，动静结合、增加消耗、降低热量，尽享天伦之乐。

做好家里掌勺人的诀窍

逢年过节，一家人团聚一堂，有老有少。作为家里的掌勺人，考虑做一桌家宴时，要有诀窍，才不会手忙脚乱。

❀诀窍一：看对象

若有老者，菜要软，量要少，要精致一点；若年轻人多，菜要有嚼头，菜量要大；若有小孩，要有甜食，要有脆的虾片。头脑中要有食物结构的搭配，凉热、干稀、甜咸、精杂，尽可能要平衡。

❀诀窍二：讲调味

烹调食物的目的是引起人的食欲。但各国情况不一样，美国人用"脑"吃饭，吃什么先要想一想，什么该吃，什么不该吃；日本人用"眼"吃，注意色彩，取媚食者；印度人用"鼻"吃饭，善于用香料；法国人用"心"吃饭，菜要精心设计。只有中国人用"舌"吃饭，对五味极为敏感，除甜、酸、苦、辣、咸外，还兼用麻、臭、霉、糟、鲜。要学习各国的优点，用味来调配，一菜一味，促进人的食欲。

❀诀窍三：巧安排

这个诀窍是指烹调方法上的安排。把蒸的、炖的、煮的、拌的、炒的分开准备。炒菜一般不超过两个，其他菜一次备齐，这样省得让吃饭的人看你从头忙到尾，不好意思吃。有些菜可以一大锅里出来，一锅清水先出排骨，做糖醋排骨，再出白切鸡或熏鸡，最后炖八宝鸭。再加上凉拌、冷拼多种烹调方法，一桌菜从从容容摆出来了。一菜一味才能增加食欲。节日里鸡、鸭、鱼、肉、油腻菜吃多了，别忘了加些清淡菜，如醋烹豆芽和葱花拌萝卜丝。纤维多的菜帮助把荤菜推下胃肠，用民间俗语说，就是"洗洗肠子，刮刮油。"也就清口了。

家宴有凉菜、有热菜，加上各种电器炉的帮忙，2个多小时，一桌热乎乎的家宴就出来了

营养学家
析说胆固醇

有研究发现，心血管疾病与血液中胆固醇的浓度有关，胆固醇浓度越高越容易发生心血管疾病。不少人因此对含胆固醇的食品产生恐惧，远离肥肉，甚至吃鸡蛋时只吃蛋清，把蛋黄扔掉。但也有长寿者介绍经验说，每月要吃一次猪的下水，如心、肝、肚之类。到底应该怎么看待胆固醇？其实，胆固醇并不是对人体完全有害的东西，概括地说，多了不好，少了不行，关键是如何吃？

缺乏胆固醇，儿童智力发育迟缓，老人失去记忆力

胆固醇是食物中类脂的一种，大部分由人体自身合成，一部分通过饮食吸取。动物性食物和植物性食物中，都含有固醇类物质。其中，动物性食物如猪、牛、羊肉，蛋类和动物内脏中，都含的动物固醇，叫胆固醇；植物性食物如面、豆中所含的植物固醇，叫谷固醇或豆固醇；菌类如木耳、蘑菇、海藻内的固醇，叫麦角固醇。

胆固醇是大脑细胞组成的成分之一，缺乏胆固醇，会造成胎儿大脑发育受损、儿童智力障碍、老年人失去记忆力。所以，儿童、孕妇和老年人体内胆固醇的水平应适当偏高些。胆固醇还是人体合成类固醇激素的原料，没有它，无法合成性激素。

胆固醇有"好""坏"之分

胆固醇不是单独存在于血管中，而是与脂类结合在一起的。一种情况是与磷脂结合在一起的，称高密度脂蛋白，它能把血管壁上的胆固醇赶走，起着疏通血管的作用，故而称之为"好"的胆固醇；另一种是低密度脂蛋白，它容易在血管壁上沉淀，造成动脉血管阻塞。一般冠心病患者，血液中的低密度脂蛋白含量比较高，故而称之为"坏"的胆固醇。

中老年人小心饮食中的胆固醇

食物中的胆固醇进入人体后，并不会马上变成血液中的胆固醇，还要经过一番消化和吸收。一个健康的成年人，体内的胆固醇约为 50 ~ 80 克。它有两条去路：一是每天通过肠道排出体外，二是通过肝脏，遍布全身。

在正常情况下，人体合成的胆固醇有自身调节功能，即摄入食物的胆固醇多了，体内合成的数量就会减少；摄入食物中胆固醇少了，就会合成得多些。因此，一个代谢正常的人，摄入胆固醇的多少，对身体影响不会太大。但中老年人由于内分泌和血脂代谢能力降低，容易导致自身调节机能发生紊乱。另外，长期神经过度紧张、高血压、肥胖、遗传、活动量少……也会使这种自身调节机能失调，这时，如果摄入食物中胆固醇多，就会使血脂中胆固醇增加，逐步形成动脉粥样硬化。在这种情况下，控制饮食中胆固醇的摄入就十分必要了。

食物搭配好，减少胆固醇合成与吸收

食物中的胆固醇含量不是千篇一律的。动物的不同器官中胆固醇的含量不同，蛋黄比蛋白高，鱼子比鱼肉高，螃蟹黄比螃蟹肉高，乌鱼蛋比乌鱼肉高。

部位不同，胆固醇含量也不一样，像虾籽、虾脑、乌鱼卵、蛋黄的胆固醇含量较多；机体活动部分则含量较少，如牛羊的腿棒、蟹钳等，胆固醇含量相对较低。可以经过选择，避免食用胆固醇多的食物。

吃食物时要注意荤素搭配。不要单纯吃一种食物，应注意动物性食物，与含膳食纤维高和含维生素、微量元素多的蔬菜、水果、豆、五谷杂粮等食物一起吃。这样既有利于胆固醇的排泄，又可减少胆固醇的合成与吸收。比如，鸡蛋含胆固醇高，不宜在早晨空腹吃，以免很快吸收到肠内，而应当与含纤维多的蔬菜一起吃。再如，蒜苗炒鸡蛋比清炒鸡蛋好，因为蒜苗纤维多，到了胃中可带动鸡蛋往下走，增加排泄，减少吸收。

高质量快餐
是午餐的首选

人们常说，早上要吃饱，中午要吃好，晚上要吃少。的确，这样的饮食习惯很好。但是它比较适合老年人，对于一般年轻人来说，不能一概而论。

现在穿梭在办公区的上班族们，每天3顿饭的营养量大体按3：3：4来分比较合适，即早饭、午饭各为30%，晚饭为40%。如果晚上有学习任务，可以从晚饭中拿出10%作为加餐。

高质量快餐是午餐的首选，这是发达国家的经验。美国人的午餐一般是汉堡包（面包夹牛肉）和一瓶橘子水，这就包含了人体需要的全部主要营养素——蛋白质、脂肪、碳水化合物、维生素和矿物质。我国的发展趋势也将会如此，因为讲求时间和效率，必然要发展快餐。根据调查，中国北方的快餐最受欢迎的是包子，主、副食在一起，买起来省事，吃起来方便。当然，在拌馅时要注意营养搭配、饮食习惯和各种口味。

另外，午餐应该选择积极休息的方式。所谓积极休息就是翻翻杂志、小说，听一段音乐等，换一种工作方式也是一种休息。实在疲劳了，稍稍打打盹儿也可以。不要强求一致，应当因地制宜，因人而异。

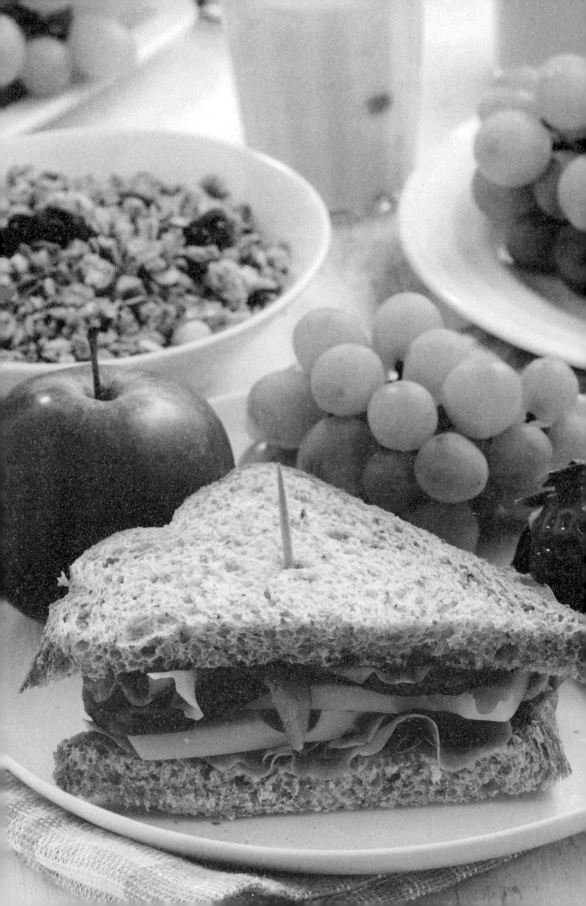

Chapter 2

食物中的营养奥秘

"萝卜生吃消食好""青菜叶营养多""吃鱼最有利于健康"……
自然界的食物多种多样，可供我们食用的品类也是数不胜数……

每一种食物都有其特点，吃什么，如何吃，只有掌握食物本身的营养密码，才能获得美味与健康。

泡菜营养多多

有很多人都喜欢吃泡菜，但是又担心常吃那种酸酸的泡菜会对身体带来伤害。其实不用担心，泡菜是由各种蔬菜自然发酵而成的，虽然加入了一些辅料，但蔬菜呈碱性的本质没有改变。

常吃泡菜对胃酸过多的人来说，不但不会加重病情，反而还有助于中和胃酸，缓解不适。对尿酸高的人来说也没有什么副作用，尿酸高的人主要是肾脏不好，饮食上要特别注意不要吃海鲜、喝啤酒。至于对身体酸碱度的调节作用，常吃泡菜的好处毋庸置疑。首先，它的碱性特质有助于平衡身体的pH。由于不需要加热，因此不会破坏两种重要的营养素——维生素 C 和维生素 P。此外，泡菜还能供应维生素 A 和 B 族维生素，同时含大量膳食纤维，可降血脂、降血压、降血糖、治便秘。

还有些人担心泡菜发酵过程中会产生对人体有害的亚硝酸盐，其实是多虑了。只要泡菜腌渍的时间充分合适，产生的亚硝酸盐是非常少的。

为什么有人自己做出来的泡菜，吃起来有些酸味呢？这其中的原因在于盐放少了，发酵的时间又有点长，蔬菜中的糖分慢慢流失，而变成酸味。炮制时间一般为夏季 2～3 天，冬季 5～6 天。如果初次做，掌握不好发酵程度，可以在时间差不多的时候，用干净的筷子夹出一点泡菜尝尝。味道合口，就可以拿出来食用了。真正做成功的泡菜应是酸、甜、麻、辣、脆五味俱全。味道不够的话就再泡上 1～2 天。如果感觉太酸，还有补救的办法，就是食用前先用白开水冲一下，然后再稍撒一点白糖拌着吃，酸酸甜甜特别爽口。

现在大部分家庭都是三口之家，一次不用泡太多，常吃常泡，永远吃新鲜的。对于放盐的量，可以在你的经验基础上多加一点。不用担心泡菜太咸，咸味都溶在水里了。而且适当多放点盐，能有效避免泡菜太酸。

吃蔬菜的学问

蔬菜来自植物不同部位，菠菜是绿叶、萝卜是根、土豆是块、西红柿是果、菜花是花、豌豆是种子。它们的颜色丰富多彩，数目繁多，各有分工，各尽其责。叶子投入阳光的怀抱，依靠土壤、水和空气，起到植物的光合作用。茎负责运输和支持，把养料储存到根部，再送上去开花结果。蔬菜所含的能量虽低，但维生素和矿物质的含量却非常高，还含有丰富的膳食纤维。

🌿 小心菠菜会偷钙

菠菜属于绿色的叶菜类，一年四季都能买到，它的味甘、性冷滑。菠菜含胡萝卜素及铁比一般绿色蔬菜高，100克菠菜含胡萝卜素2920微克，比韭菜、油菜、芥菜高1倍、比白菜高10倍；含铁是29毫克，比白菜高6倍，因此有明目养肝的作用。胡萝卜素是明目的，铁是养肝的。但胡萝卜素是一种脂溶性维生素，所以必须和油在一起，才能被人体吸收。

需要特别注意的是菠菜含草酸多，豆腐含钙多，菠菜与豆腐同吃，其中草酸与钙易结合成草酸钙，变成不溶解的钙盐，从而会把钙从大便中排出。但草酸有个特点，易溶于水，可以先在沸水中焯几秒钟，把草酸溶在水中，捞出下锅再炒。豆腐则要在冷水中下锅，开锅后再用小火熬。豆腐要放在冷水中是为了避免植物蛋白质受热起泡，渐渐加热，豆腐就会显得很光滑又挺直。

芹菜叶营养多

芹菜是茎类食物，芹菜分水芹和旱芹两种。水芹生于沼泽处；旱芹生根平地，香气较浓，有时也叫香芹。芹菜甘凉，清胃热，祛风，利口齿及头目，能降血压，有去肿毒的作用。

有的家庭把芹菜叶完全择掉，光吃茎。其实，芹菜叶子可以做汤，可以烫后加些蒜，凉拌着吃，对高血压和动脉硬化患者都非常有益。芹菜叶所含的多种营养素比茎高得多，从下表可以明确看到芹菜叶的蛋白质是茎的4倍，钙约是茎的2倍，铁约是茎的7.5倍，维生素C是茎的3倍。所以芹菜叶不是废品，而是营养佳品。

芹菜叶和茎的营养成分对比表

	蛋白质（g）	碳水化合物（g）	钾（mg）	钙（mg）
茎	0.6	2.7	82	152
叶	2.4	4.6	161	365
	铁（mg）	胡萝卜素（μg）	维生素B$_2$（mg）	维生素C（mg）
茎	1.13	40	0.06	5
叶	8.429	30	0.15	15

萝卜生吃消食好

萝卜有白皮、红皮、青皮，以及长形、圆形等不同品种，性能大致相同。它们是肥嫩的地下根类，有理气、止咳、化痰、利尿、清热、解毒、消食的作用。萝卜含蛋白质、脂肪、总热量都很低，且含膳食纤维高，并含钙、钾等元素。萝卜是一种碱性食品，也是一种减肥食品。

民间谚语说"萝卜削了皮，赛过大鸭梨""萝卜赛人参，从秋吃到冬，从冬吃到春，家家户户无呻吟""萝卜上场，大夫还乡""萝卜进城，药铺关门"。这些谚语，说明萝卜既好吃，又有药用价值，是日常生活中不可缺少的食物。

萝卜生食能止渴、消食；煮食能化痰，利大小便。据现代研究分析，萝卜含丰富的 B 族维生素、维生素 C、葡萄糖、淀粉酶、经肠消化吸收后增强消化机能，清热、消炎。

萝卜为什么有消食作用呢？因为它所含有的淀粉酶和芥子油，在高温加热后会失去活性。所以萝卜的消食效果在生吃时最好。如过食油腻，只需嚼一点生萝卜片，就会感到胃肠舒服些。

🌿蔬菜吃法上的种种误区

当物质丰富以后，人们最缺乏的食品是蔬菜，或因为烹调不当而使该得到的营养素白白地抛掉，下面这些做法是不可取的。

把含营养最丰富的部分丢掉。如芹菜的叶子、萝卜的缨子、莴笋的尾巴，含营养素都很高，弃之可惜。

用小火炒熬菜。蔬菜中 B 族维生素、维生素 E 含量多，它们怕热、怕光、怕碱。用大火炒菜、维生素 C 仅损失 17%，用小火熬菜维生素 C 损失 60%。

提前炒菜。怕第二天来不及，当晚先把菜炒出来，那么维生素 B_1 要损失 25%，维生素 E 损失 20%。最好的办法是现炒现吃。

久存不吃。新鲜菜买回家，放着不吃。维生素 E 在温度 20℃时，存放一天要损失 80% 左右，不吃的菜要在通风、避光、干燥的地方保存。

顿顿吃剩菜。便宜菜买得多了，一餐吃不完，像"走马灯"一样，餐餐都上场，这样使蔬菜中的致癌物亚硝酸盐越存越多。

生吃不洗净。现在蔬菜中含有不少农药、杀虫剂及促肥净等生长激素。"不干不净，吃了没病"是十分危险的说法。蔬菜必须用清水多冲、多洗、多刷和多泡，才能算彻底洗净。

吃鱼
兴旺一个民族

俗话说："吃鱼的女士最漂亮，吃鱼的先生最强壮，吃鱼的学生最聪明，吃鱼的民族最兴旺。"吃鱼真有这么多好处吗？

鱼肉最营养

鱼是高蛋白、低脂肪的食品。每 100 克鱼肉中含有 18 ~ 20 克蛋白质，其中包括人体不能合成的 8 种必需氨基酸，还有孩子们成长所需要的组氨酸。鱼肉结缔组织很短，分成许多小肌群，消化率为 85% ~ 95%，很适宜老人和孩子们食用。

鱼虽是动物性食物，但不饱和脂肪酸比饱和脂肪酸高出 2 ~ 3 倍，还富含脂溶性维生素 A、维生素 D、维生素 K 和水溶性 B 族维生素，以及碘、镁、钙、磷、铁、钾等无机盐。尤其在海鱼的脑、唇、眼和内脏中，有二十碳五烯酸的鱼油和二十二碳六烯酸，能预防血栓的形成，对防治高血压、肥胖病和糖尿病都有利，是理想中的动物性食物。怪不得大家爱吃鱼，把多吃鱼与民族兴旺结合起来了。

吃鱼可以不腥

新鲜的鱼是没有腥味的，但鱼死后鱼肉蛋白分解出一部分三甲胺，就有腥味。三甲胺易溶于酒精。因此，鲜鱼在烹调时，可加些酒和醋。酒有很强的渗透性，又是鱼腥味很好的溶剂，可以迅速地通过细胞膜渗透到原料中而去掉异味。然后再加醋，醋中含有醋酸、氨基酸等有机酸，加热后与料酒中的醇类会发生酯化反应，生成各种芳香味的酯类，使鱼更鲜美。

🌸 煎鱼可以不散

鱼肉的肌群很短，容易散掉。要鱼不散，首先要把锅洗刷干净，再把锅烧热，用姜擦一遍，加油，待油热后放入擦干水的鱼。最关键的是鱼入锅后，不要用铲子去搅动，只能用锅把转动，待鱼外皮（鱼胶）成形时，再翻身煎另一面。煎透后，加调味品。糖醋、醋椒、干烧、黄焖，随你便。

🌸 几款鱼肴随你挑

🌸 清蒸鱼

这是最简单的做鱼方法。鱼洗干净后，用刀剞到鱼的脊骨上，把鱼放入盘内，在鱼体下垫两段大葱。因为葱与容器间隔出一个空隙，使蒸气能在鱼体周围产生对流，热量很快被鱼体吸收，使鱼成熟加快。500 克的新鲜鱼在大火沸水中蒸 7 分钟，待鱼眼变白、嘴张开，就熟了。多蒸时，鱼肉会发柴。

🌸 酥鲫鱼

这是给缺钙、消瘦的儿童食用的。鲫鱼肉鲜美，骨不硬。利用骨钙易溶于酸的原理，把鱼洗净，平放在砂锅内，加醋后加一层葱，再加糖，在中火上炖两个小时，直到鱼把糖醋吸干。

🌸 鱼丸子

它是一种又好吃，又易消化的鱼肴。做鱼丸子对懂行的厨师来说，是件轻而易举的事，但对家庭主妇来讲，好不容易买的活鱼，费了劲去皮剔刺，做出来的鱼丸子又糙又硬，不像专业师傅做的又白又嫩。主要原因是不敢加水。剔出来的鱼泥子应加上足量的水，再加一汤匙盐，按同一方向搅拌，最后加上些油脂。

为什么鱼肉泥加水会不散呢？因为鱼蛋白有水化的作用。当搅拌时，蛋白质的分解产物蛋白肽链上有许多亲水基，能吸收水分；当鱼蛋白分子与水分子接触时，就可以集聚大量的水分子，形成水化层，将蛋白质分子彼此分离开，将空气渗入蛋白分子内部，结合许多气体，使鱼蛋白体积膨胀，显得又白又嫩，浮在水面上。家庭主妇做鱼丸子时，不敢加大量水；有时怕鱼肉散开，加了淀粉，结果做出来的鱼丸子又粗糙又硬。当鱼肉泥吃进水后，加油是起乳化作用，可使它更光滑，包得更紧。

啤酒加海鲜，
痛风结石跑不掉

如今经济发展了，吃海鲜不再是海边人的"专利"。但需要警惕，经常见到一些食客边吃海鲜、边喝啤酒。殊不知，痛风和胆结石，还有肾结石，诸多危险尽在眼前！

海鲜是高蛋白、低脂肪食物，含有嘌呤和苷酸两种成分。啤酒则含有维生素 B_1，它是嘌呤和苷酸分解代谢的催化剂。边吃海鲜边喝啤酒，造成嘌呤、苷酸与维生素 B_1 混合在一起，发生化学作用，会导致人体血液中的尿酸含量迅速增加，破坏原来的平衡；尿酸不能及时排出体外，就以钠盐的形式沉淀下来，形成结石或患痛风。这种病严重时，患者满身起红疙瘩，疼痒不止，无法行走。真是"贪得一时口福，吞下难忍苦果"。

那么有没有办法既能品尝了海鲜又不惹病上身呢？有，吃海鲜时不要同时饮用啤酒，还要注意：先将海鲜水煮一下，去掉嘌呤和苷酸。煮海鲜的汤要倒掉，不可食用。食用海鲜后要大量饮用温水。每天大约 2000～3000 毫升，及时将尿酸排出体外。吃海鲜的同时，吃些富含维生素 A、维生素 C、维生素 E 的蔬菜、水果，因为维生素 A、维生素 C、维生素 E 有抗氧化的作用，可减轻尿酸盐的沉淀。但菜花、菠菜和蘑菇除外。

牛奶
是人类最好的食物

现在有些人提出："牛奶是给小牛喝的，不适合人喝，更不适合中国人喝，而且中国人自古以来就不喝牛奶。"其实，古今中外有大量的事实证明：牛奶是个好东西，它营养丰富、全面，是人类最好的食物。社会上流传的"牛奶有毒、牛奶致癌"等说法，是没有任何科学根据的。

✿牛奶是碱性食物，对大人小孩都适合

我搞了几十年临床营养工作，不断跟老人、小孩、有病的人和健康的人打交道，给人推荐最多的食物就是牛奶。因为牛奶不但营养丰富，而且，是动物性食物。一般动物性食物含磷较多，但唯独牛奶是含钙多，含磷少。100 克奶里面含钙量 135 毫克，磷只有 55 毫克。比起鸡鸭鱼肉，牛奶是高钙低磷，所以说牛奶是一个碱性的食物。对不同人群都是非常有益处的。

✿中国人也适合喝牛奶

有人说中国人不适合喝牛奶，其实这是没有根据的。中国奶文化已经有2000 多年的历史，而欧洲人才不过几百年的历史。1500 多年前，在南北朝的梁代，有一位医学家叫陶弘景，他在《本草经集著》中阐述了奶的性能和概念，这是很伟大的发现。他观察了牛奶的保健、养生、治疗、康复作用，都做

了详细的记载，认为牛奶味甘、性平和，适合于任何人群。

❧ 乳糖不耐受是可以克服的

不少人存在乳糖不耐症。乳糖不耐症是指一喝牛奶就拉肚子或呕吐。

之所以会这样，是因为我们有断奶的习惯。最早欧洲人也有，但后来他们终生饮奶，就不存在这个问题了。

克服乳糖不耐症的根本方法就是逐步加量喝奶，一开始可以和别的东西一块喝，比如放点红茶、麦乳精等，这样就不闹肚子了，之后慢慢减少红茶、麦乳精等的用量，坚持一年多就适应了。还有一点需要注意的，就是牛奶要喝热的，一口一口地慢慢喝，不要一口气连续饮用。

❧ "喝牛奶致癌"的说法是没有根据的

俗话说，男人喝牛奶，女人喝豆浆。那么牛奶和豆浆哪个营养更高呢？其实，这是没有可比性的，一个是动物蛋白，一个是植物蛋白，常喝都会有利健康。

现在有些人说牛奶里含有酪氨酸，多喝牛奶会致癌，结果吓得很多人不敢再喝牛奶了，其实这是没有根据的事。牛奶里酪氨酸的含量还没有豆腐、花生米和葵花子高呢，很多食物里都含有酪氨酸。酪氨酸是人体的非必需氨基酸，即使不吃，体内也能合成。

通常牛奶煮开了就可以，现在都是巴氏消毒，就是将牛奶加热到85℃保温15秒钟，进行8次消毒，这样就能杀掉致病菌，保留有益菌。

❧ 喝奶的同时还应吃主食和蔬菜

牛奶是弱碱性的东西，人体血液里的pH是7.35～7.45，也是碱性的。所以，当你喝牛奶的时候，身体会感觉很舒服。有人说她早餐喝牛奶配油条，每次吃完都会觉得舒服但是因为食物中缺乏维生素，还应该搭配些蔬菜水果，那样就会更舒服、更有营养了。还有人将牛奶和酸奶分别对待，其实，牛奶和酸奶的营养成分是差不多的，牛奶中蛋白质含量比酸奶稍微多一点，但是酸奶是经过发酵的，比牛奶更容易吸收。

饮食要杂，补钙不能只依靠喝牛奶

有人推广过一种排毒餐，1份米饭，1份蔬菜，1份水果，1份白薯。这不是喂兔子吗？从这样的饮食中摄取的主要是碳水化合物，脂肪和蛋白质严重不足，长期这样饮食会造成营养不良的，根本不符合营养学观点。

我们平时吃的食物应该杂些，而且还应按层次来。可以先吃点馒头，吃点蔬菜，然后再喝牛奶，这样才有利于钙的吸收。同时，补充维生素 D、晒太阳、锻炼等都是补钙不可缺少的因素。

吃鸡蛋的学问

鸡蛋，我们几乎每天都会吃到，那么你对吃鸡蛋的学问有知道多少呢？我们就从鸡蛋的做法说起吧。

❧ 煮鸡蛋

煮鸡蛋，人人都会。煮鸡蛋是适合各个年龄段的优质日常食物。有人说，煮鸡蛋还不容易？把蛋放在水锅中，一点火就行了。其实不对，为什么有人煮出来的鸡蛋敲皮后还流汤，有的却硬得像大石头，还有的煮开了花？原来，鸡蛋中的蛋白质在60℃～70℃时就会凝固，煮蛋的水沸后，应马上改用小火再煮2分钟。如不改小火继续煮沸，蛋内部受高热膨胀，就要开花。2分钟后可停火泡5分钟，然后将蛋取出放在冷水中。这样，剥出来的蛋又光又滑，切开后看，似凝固未凝固，吃起来美味可口。注意：水必须淹没鸡蛋，因为水少了鸡蛋内的蛋白质不易凝固。

❧ 嫩蛋汤

嫩蛋汤是一种又鲜嫩又可口的餐汤。鸡汤加入调味料，等汤沸腾，用水淀粉勾芡。鸡蛋磕入碗中打散，淋入汤中。鸡蛋因浮力增大而浮上汤面，既美观又可口。

❧ 蒸鸡蛋

蒸鸡蛋适合于老、幼、妇及患者，容易做但往往做不好。蒸出来的蛋羹有的像老太婆的脸，满脸皱纹，有的上面浮了一层水。其关键是要掌握好火温和水量。

正确方法是，鸡蛋兑水为 1：1 的比例，用牛奶、鸡汤或凉开水都可以（冷水中含有空气，蒸制时空气逐渐排出，易使蛋羹出现蜂窝状），鸡蛋的蛋白质在 60℃ ~ 70℃ 就能凝固。用同比例的开水调和鸡蛋液。中火沸水，蒸 8 分钟就成一碗美味可口的蛋羹了。

蛋黄酱

蛋黄酱亦称沙拉酱，调配不好也不易成功。要把蛋黄搅拌均匀，加入植物油，边加边搅，开始时要一滴一滴搅入，按一个方向，搅到黏稠时再加油。如果一下子加入太多，不能把油均匀地搅成微细油滴，则出现脱油现象，形不成黏稠状态时，油就会渗出。搅出黏稠状态时，说明油的比例过大，可添加些醋或水，继续加油搅拌，此时色淡白，拌入土豆、火腿丁、煮鸡蛋、黄瓜丁，成为一盘色彩鲜艳的冷菜。

摊鸡蛋

摊鸡蛋要求厚薄均匀、软嫩不焦、色泽金黄。在搅打蛋液时，应加入水淀粉，调拌均匀，水淀粉能够加强成面的韧性拉力，使其不易破碎。否则由于没有韧性，易于破碎，摊出的鸡蛋就不美观，因而也就令人失去了食欲。

海绵蛋糕

海绵蛋糕的做法：鸡蛋 6 个，蛋白与蛋黄分打开。白糖、面粉适量。

先把蛋清打成泡沫状。在抽打过程中，切不可沾油。在力的作用下，破坏了蛋白质的空间结构，大量空气进入到蛋白质的分子内部，使蛋白质体积膨胀而形成泡沫。随着掺入蛋白质的空气量增加，蛋清中某些蛋白质变性凝固过程也不断加快，泡沫也变得坚硬，失去流动性。一旦泡沫达到所需程度，应立即使用，否则就失去其作用，气体会逐渐逸出，塌陷下去，变成原来的体积。抽打蛋清成功与否，这是做成海绵蛋糕的关键。

抽打蛋清时，适时地加些白糖，以减少蛋清抽打过度的可能性。因为糖可减缓蛋白变性和凝固的趋势，因而能延长形成泡沫搅拌；糖具有吸湿性，能吸收一定水分，避免泡沫渗水。

蛋黄打成柠檬色后，蛋白蛋黄混合一起，将筛过的 250 克面粉逐渐加入。放入烤盘中，在中温档烤半个小时。

🌿蛋松

蛋松的原料是用一个全蛋加两个蛋黄。打均匀后，用细线状法慢慢汆入150℃左右的熟油中，用筷子在油中顺一个方向搅动散开。待蛋液浮起时即速离火，这是关键的地方。炸好的蛋松，因质地酥脆，含油较多，故要用温水浸泡，使蛋松吸水回软不易折断。

🌿煎鸡蛋

煎鸡蛋时，有时候蛋白过黄了，蛋黄还不凝固。原因是煎蛋过程中由于油温不断上升，会使鸡蛋水分蒸发，失去鲜嫩感，周围变得发黄。所以在煎蛋快成熟时，在蛋的周围浇些凉开水，一方面使温度降低，另一方面又增加一些水分，使鸡蛋缓缓成熟，这样煎蛋就会更加鲜嫩可口。

🌿卧鸡蛋

卧鸡蛋似乎更容易了，但为什么也会开花散掉？因为鸡蛋加入沸水中后受水的冲击作用，使鸡蛋散开。正确方法是水沸后，先在水中加一些盐和醋，因为它们能加速蛋白质的变性和凝固。然后把蛋磕在碗中，放入水内就不易被水冲散了。

🌿醉蛋

醉蛋是一种特色小吃。将鲜鸡蛋置入水中，待水开后煮 4 分钟取出，冷却后把外皮敲破，不要剥掉，放入玻璃瓶内。醉蛋的做法是开水加盐、花椒和曲酒倒入存蛋的玻璃瓶中（水要没过鸡蛋），盖好盖，一周左右即成。醉蛋切开后，红白相间，酒香扑鼻，鲜嫩可口。

吃主食的学问

主食是指传统上餐桌上的主要食物，是人体所需能量的主要来源。中国人的主食是谷类作物，如大米、小麦等。我们每天都吃主食，这主食中也蕴含着众多营养的学问。

什么是主食营养强化

按照"五谷为养"的原则，主食为一天中摄入量最大的食物类别，一般需要300 ~ 400克，对于人一天的营养摄取最为重要。但是大米和面粉本身含有的营养素在加工过程中损失明显，如大米中铁的损失将近一半，烟酸的损失多达65%，维生素B_1损失率62.5%，维生素B_2损失率达66.6%。人们过分强调口感，忽略了营养，米面越吃越精，而粮食表面维生素特别是B族维生素大量丢失。

发达国家在20世纪六七十年代就开始进行食品强化。我国许多地区的人群出现了营养不良状况，但没有能力进行强化食品的改善。直至近年来，大家意识到百姓的营养状况已不仅是个人的事，也决定了整个国家、民族的素质，强化食品引起了广泛的关注。强化食品是根据国家相关标准，在食品加工过程中加入维生素B_1、维生素B_2、烟酸、叶酸、铁、钙、锌、碘、维生素A等营养素，以保证人体摄取足够的营养。

维生素和矿物质缺乏对人体的危害

碘缺乏人群的智商（IQ）水平低于正常人群10% ~ 15%。

叶酸缺乏可导致神经管畸形等出生缺陷。

维生素 A 和锌缺乏可以降低机体的免疫力，容易感染传染性疾病。

铁缺乏影响儿童的智力发育和学习能力，使其注意力难以集中，对社会交往的兴趣大为降低。

小麦中的学问

有许多人不吃面食，认为没有营养。其实，面粉是小麦的种子经研磨而成，是我们吃得最多的食物，能提供人体所需的大部分养料。每人每日有 1/2 的蛋白质和 2/3 的热量都是来自主食。

小麦是世界分布最广、栽培面积最大的粮食。它的种子磨成的粉就是面粉，可以制作成各种面食。其中淀粉和脂肪的含量和大米相近，蛋白质含量高于大米，钙的含量是大米的 3 倍，维生素 E 的含量是大米的 7 倍。此外含有淀粉酶、麦芽糖酶及精氨酸等人体所需要的营养物质。

小麦特有的一种物质是其他粮食所没有的，就是面筋。因为有面筋，才能够用它做出各种花式的面点。小麦的面筋是螺旋状的结构，当面粉和水混合后，水分子和蛋白质中氨基酸相结合，把面筋分开，变成条状，做抻面时，把面搓成长条，实际上是将面粉中蛋白质的螺旋结构拉成直线型，反复搭扣，使其成为长链，条链均匀。甘肃兰州的牛肉拉面就是利用的这个原理。

在反复揉面和搓面的过程中，面筋的网络会重新组成，加入酵母菌发酵，就可做成各式各样的面包、馒头、发糕、开花包等面食。面揉得时间越长，在发面过程中会形成更均匀、更稳定的网络，做出来的馒头就越好吃。

面粉有个缺点，是植酸含量很高，形成植酸钙、植酸铁等，不易被肠道吸收。如果在面粉中加入酵母菌，做成发面制品，经过发酵，植酸就会被破坏。吃发面制品比死面的有营养，对身体更有益。

北方人的主要传统食品是面粉，中医认为它有养心安神、调理脾胃、除烦止渴、益肾敛汗，健脾止泻的作用，可改善神志不安、心悸或失眠等症状。

麦粒除了磨成粉能做成各种面制品外，还有食疗的作用，能养心安神。将锅洗净，放入面粉，小火炒黄，加糖或盐调服。因面粉中 3/4 是碳水化合物，把水炒干后，剩下的大多是炭，有收敛作用，可以止泻。

荞麦中的学问

荞麦长得很美，白花、红茎、绿叶，且都具有药用价值，属于凉性食物。

荞麦是谷类食物中蛋白质、脂肪较高，淀粉较低的作物。最突出的特点是含有丰富的维生素 B_2。荞麦中含有的维生素 B_2 比面粉中多 3 倍，比大米多 10 倍。荞麦中的大量元素和微量元素比小麦含量高，例如：每 100 克小麦中含镁 32 毫克，荞麦比小麦高 2 倍多；每 100 克小麦含铁为 2.7 毫克，荞麦为 4.4 毫克；锌含量为 0.97 毫克、荞麦为 2.02 毫克。

荞麦的茎和叶子含有芦丁和叶绿素，是其他粮食所没有的，在临床上能起保健和治疗的作用，适用于高血压、毛细血管脆弱性出血、视网膜出血和肺出血等。

荞麦还可制成面制品，如方便面等，其汤的颜色为黄色，因为含有芦丁，而不是加进去的防腐剂，不要随意倒掉。芦丁对健康有好处。

荞麦可分为甜荞麦和苦荞麦两种，过去一直采用甜荞麦，后来研究发现苦荞麦的疗效更好，但有苦味。在荞麦制品加工中一般是甜和苦荞麦掺着用，以掩饰苦味。

用荞麦做些家庭小吃，不太麻烦，也不复杂，对人体有益处。例如，用开水烫荞麦面，加些面粉搓成猫耳朵形，入水煮食。因为荞麦中纤维素少，加些面粉，面粉中的面筋可使其不易碎，也很劲道，有咬劲。

荞麦松糕很适合少年儿童食用，做法是用荞麦面和面粉各一半，加上发酵粉，用大火蒸熟。但胃寒的中小学生要少食。

荞麦是粗粮，虽然热量和大米面粉差不多，但矿物质和维生素含量比两者多得多。当人的身体出现不适症状，如乏力、情绪急躁、皮肤粗糙、头部沉重，都与缺乏粗粮中的矿物质有关。多吃些荞麦吧！

喝粥的学问

粥，是每一个家庭中早餐和晚餐最适合的食物，尤其是对胃弱的人、老人和儿童更好。熬粥，看起来是一件很平常的事，但要熬好也不容易。见水不见米，就不是粥；见米不见水，也不是好粥。熬好的粥，米要开花，水和米融化在一起。熬的方法是先将水烧开，加入淘洗好的米，米和水的比例是1：8。盖上锅盖先用急火，烧滚后揭开锅盖，改用小火慢慢地熬。熬粥要注意几点：水一下子加好，不要等熬干了再加水，这样粥就澥了。也不要熬熬停停，或者先熬好了等吃的时候再加热。最好现吃现熬，一口气熬出来。

粥的主要成分是碳水化合物，还有植物蛋白质、B族维生素。熬粥时用慢火，时间需要长些，不要放碱，否则B族维生素全部被破坏了。

下面推荐几款粥。

米油粥

即是熬粥将好时，粥面上浮着比较浓稠的一团液体的那种粥，粥油是米中的脂肪，而不是刚滚开时结聚在一起的沫。米中多糖经过加热分解后成为麦芽双糖，能滋阴长力，瘦弱的老人和儿童食用最好。李时珍所说的"百日白"就是指粥油，服一百天即皮肤能变白嫩。

🌿 焦米粥

把米洗干净后，用温水淋过，再在热锅里干炒。米的重要成分是碳水化合物，把水炒干就剩下碳，能起收敛作用。炒米最好是用小火炒到焦黄，不要炒黑，否则容易发苦。把焦米加水熬成粥，就成为一碗香喷喷的焦米粥了。能益脾胃、补脏腑、消积食，也能止泻。对老人和儿童过食油腻者更好。

🌿 小米粥

小米粥被李时珍称为"肾之谷"。能养肾气，去脾胃中热、补虚损、开肠胃，适合血气双亏、体质虚弱的肾病患者用来加餐。

🌿 玉米渣粥

玉米渣含膳食纤维多，能宽肠、利大小便。厚味食物吃得过多、胃里积食或便秘的人食用更好。

🌿 绿豆粥

绿豆属寒性，肉甘皮寒。夏季用时，不要去皮，能清热解毒、利小便、消肿、止渴。

🌿 赤小豆粥

能除湿热，利小便，清水肿，特别是因湿热引起的腹胀、浮肿。赤小豆与鲤鱼同煮，还能治脚气病、产后通奶汁。

🌿 大枣粥

大枣是温性食物，它是入脾经的，含有丰富的胡萝卜素、维生素C和铁质。贫血消瘦的人，如果临睡前经常喝一碗大枣粥，很快就能提升血红蛋白和体重。

❧ 莲子粥

莲子是一种滋养食物，有镇静安神的作用，高血压、睡眠不好者在晚餐时食用，能起到很好的调治作用。冬天用干莲子，先用开水浸泡，去皮，同米一起下，莲子粥熬好后有一股清香味。

❧ 鸡胗粉粥

鸡胗是鸡的胃，消化能力很大，鸡活杀后，取胗衣，晒干备用。胃气虚弱，多吃大鱼大肉及油腻食物，会引起消化不良，积食的时间长了就会肚子痛、面黄肌瘦。鸡胗晒干后，压成粉，加在粥里，加些糖，可以帮助消化。

❧ 葱白粥

葱白是靠近葱根一段白色的部分，是温性食物。当外感风寒、四肢发冷时，喝热粥加上葱白，喝完就盖上被子睡。因为葱白含有挥发性的葱蒜辣素，能刺激消化道、汗腺和泌尿道的分泌，出汗、去痰、利尿，驱赶风寒，感冒就不药而愈了。

粥是家家户户早晚餐可用的食物，尤其适合于老人和儿童，既能养生，又能疗疾。用粳米熬粥养生已有两千多年的历史。宋代诗人陆游曾写过食粥诗一首："世人个个学长年，不悟长年在眼前，我得宛丘平易法，只将食粥致神仙。"可见，常吃各种粥，的确有利于健康。

调味品的营养价值

调味品是一类"味觉阈值"很小，具有不同味觉效果的食品。在烹饪工艺中，一般以少量进行膳食味道的调节，这是调味品在烹饪工艺学方面的基本作用。虽然用量很少，可是每种调味品都具有各自不同的化学组成和显著的味觉效果。

食盐

食盐可维持体内水分、渗透压和酸碱平衡；可以调节体内生理功能。缺乏时，疲劳无力、食欲不振；摄入过多易患高血压病等。从中医角度来讲，食盐味咸，性寒，入胃、肾、大小肠经；有清热凉血，解毒消肿的作用，可治目赤肿痛、齿龈出血、火升牙痛、各种疮疡肿毒、诸虫咬毒等病症。

酱油

酱油可以兴奋味觉细胞、增振食欲。从中医角度讲，酱油味咸，性寒，入胃、肾、脾经；具有清热解毒、健脾开胃的作用，可以治疗暑热心烦、食欲不振、疮毒初起、药食中毒、虫兽咬伤等病症。

食醋

食醋可以改变食品滋味、促进食欲、增加膳食营养成分。从中医角度讲，食醋味酸苦，性温，入肝、胃经；有止血散淤、消肿软坚、解毒杀虫等作用；可以治疗心腹疼痛、黄疸泻痢、鱼菜中毒、疔痛疖肿、产后血晕、大便下血等病症。

料酒

料酒可以除异增香、促进食欲。从中医角度讲，料酒味辛甘，性温，入心、肝、肺、胃经；具有活血通经、散寒助药的作用，可以治疗风寒痹痛，筋脉挛急，跌打疼痛等病症。

白糖

白糖可以提鲜降咸、促进食欲。从中医角度讲，白糖味甘，性平，入脾、肺经；具有润肺生津、益气补脾的作用，可以治疗肺燥咳嗽，口干烦渴等病症。

麻油

麻油可以增味添香、促进食欲。从中医角度讲，麻油味甘，性凉，入大肠经；具有润燥通便、解毒生肌的作用。可以治肠燥便秘、须发早白、蛔虫腹痛、溃疡疥癣等病症。

葱

葱可以去异增香、促进食欲，促进血液循环。从中医角度讲，葱味辛，性温，入肺、胃经，具有祛风发表。解毒消肿的作用，可以治疗风寒感冒、头痛鼻塞、阴寒腹痛、二便不通、虫积、痢疾、疮痈等病症。

姜

姜可以除异增鲜、促进食欲、刺激分泌、帮助消化、增加循环、开胃健脾。从中医角度讲，姜味辛，性温，入胃、肺、脾经；有发汗解表，温肺止咳，解毒止泄的作用。可以治疗风寒感冒，咳嗽多痰，胃寒呕吐，食滞腹泻，食鱼蟹中毒吐泻等病症。

🌿 蒜

蒜可以除异增香、促进食欲，刺激胃液分泌、帮助食物消化、强化杀菌消毒，较强的抗癌作用，可降低血脂、血压、血糖。从中医角度讲，蒜味辛，性温；入脾，肺，胃经；有解毒杀虫，健脾开胃，消积行滞的作用，可以治疗饮食积滞、腹痛泄泻、痢疾病、痈疽肿毒、水肿胀痛、虫蛇咬伤等病症。

🌿 花椒

花椒可以除异增香添麻、增进食欲、增强胃肠蠕动、促进消化吸收。从中医角度讲，花椒味辛，性温（热），入脾、肺、胃经；具有除湿散寒杀虫的作用，可以治疗胸腹冷痛、肾寒痰喘、腰痛足冷、蛔虫、蛲虫、阴痒、疮疥、痢疾等病症。

🌿 胡椒

胡椒可以除异增香、促进食欲，增强胃肠蠕动、有利消化吸收，加速血液循环。从中医角度讲，胡椒味辛，性热，入胃、大肠经；具有散寒下气，清痰解毒的作用；可以治疗寒痰食积、脘腹冷痛、食物中毒、吐泻腹痛等病症。

🌿 辣椒

辣椒可以除异增香辣、促进食欲，刺激唾液分泌，加快心脏跳动、活血助暖，抑制脂肪积累、防止肥胖的作用。从中医角度讲，辣椒味辛，性热，入心、脾经，具有除湿散寒、开胃消食、驱虫杀菌的作用，可以治疗寒凝腹痛、风寒湿痹、消化不良、肠胃气胀、痢疾疥癣、蛔虫腹痛等病症。

🌿 味精

味精可以调鲜并增加膳食营养物质，参与脑组织氧化代谢，改进和维持脑正常功能，降低血液中的氨含量。作为中枢神经调节剂，能改善神经功能有缺陷的儿童的智力，防止肝昏迷，防止癫痫小发作。

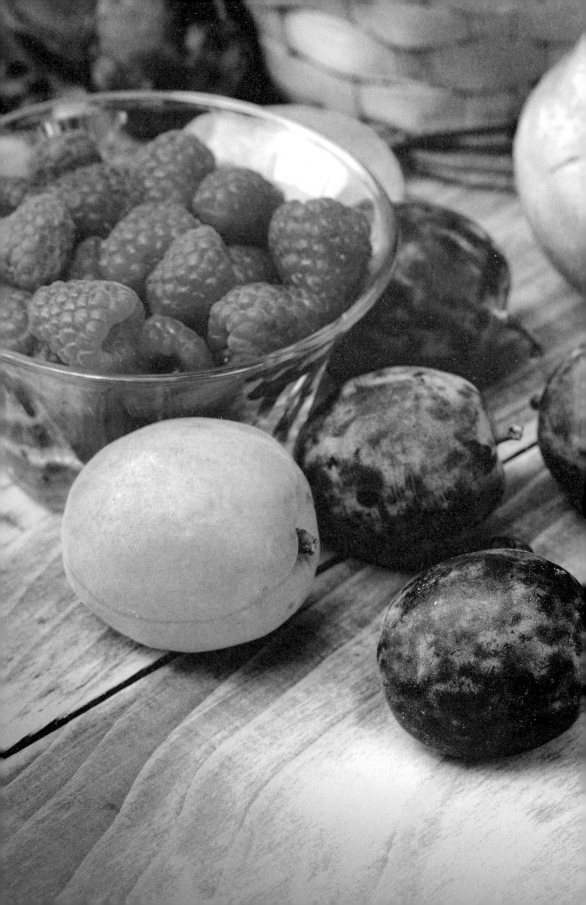

Chapter 3
特殊人群
健康饮食法

　　所处的年龄阶段不同，饮食的侧重点也有所不同。正值生长发育高峰的青少年，在饮食上要注重粗细粮搭配、副食多样化、荤素合理互补；生理状况已稳定的成年人，摄入的食物能量要与每日的劳动强度保持平衡；而老年人则要注意少量多餐，每餐吃七八成饱。

　　不同的职业群体，对饮食的需求也有所差异。比如中小学生的午餐要求便捷、卫生、简单，上班族的食谱标准则是品种多样……

不同人群的饮食指南

我们每一个人都会经历不同的人生阶段，每个阶段都有属于那个年龄应该做的事情。当然，饮食也一样，每一个阶段的饮食的侧重也是不一样的。

孕妈妈的饮食

胎儿1～3月时，如果孕妈妈出现呕吐，可在口中含片姜，平时多吃些干食，少喝汤。膳食要平衡，少量多餐，多吃酸食，不宜喝大量饮料。

胎儿4～6月时，坚持每天喝牛奶，吃1～2个鸡蛋。水产品、豆制品、五谷杂粮、各色新鲜蔬菜等都要多吃，食物种类要多样。不宜喝酒，少吃辛辣、烟熏的食物。

胎儿7～9月时，多吃含钙高的食物，多喝水，多吃黄、绿色蔬菜和水果。每天吃盐不超过5克。产前少吃主食及油腻食物，忌辛辣食物。

宝宝的饮食

婴儿1～3个月时，乳母的营养是乳汁的物质基础。新妈妈应该在产后5天就食用各种蛋白质浓汤，同时注意膳食平衡，多吃脂肪食物等，以便于乳汁的分泌。小米粥、红糖水、江米酒卧鸡蛋等都是月子里不错的选择。但是，产后马上喝母鸡汤，会影响乳汁的分泌，这点应注意，还应禁吃辛辣食物等。

婴儿4～6个月时，宝宝饮食开始从液体转向固体食物。此时要少吃含纤维多的蔬菜，注意少吃或者不吃带刺带骨的鱼，不吃辛辣食物。

婴儿 6 ~ 10 个月时，开始萌出乳牙。除母乳外，可以增加五谷杂粮、鸡、鸭、鱼、肉、蛋、碎菜、水果、面包片，逐渐过渡到幼儿食品。不宜吃油炸、辛辣、烟熏的食物。

幼儿 1 ~ 3 岁时，已学会咀嚼，饮食要定时定量，营养均衡，养成良好的饮食习惯。平时应少吃零食、保健食品等。

学龄前儿童 4 ~ 6 岁时，饮食应该粗细粮搭配，荤素交替，花样多种，品种齐全。烹调讲究色、香、味。养成定点、定时、定量的饮食好习惯，注意让宝宝有挑选食品的机会，这样有利于宝宝对进食产生兴趣。切忌暴饮暴食、挑食、偏食、饥饱不匀等。

🌿青春期的饮食

青少年生长发育进入第二个高峰，每餐应该保证主食 150 ~ 200 克，粗粮和细粮交替搭配、副食多样化、荤素合理互补。需补充钙、磷、铁、碘等营养素，以满足生长和智力发育的需要。不宜暴饮暴食、偏食、忌食、挑食、节食、减食等。

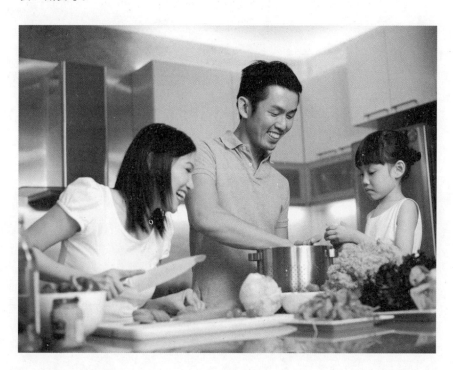

❧成年人饮食

　　成年人生理状况已稳定，逐年转向衰老过程。劳动强度与能量要保持平衡。每天应该都喝牛奶或豆浆，防骨质疏松。饮食要多样，黄绿蔬菜、水果不能少，荤素搭配吃。不宜暴饮暴食，少吃甜食，饮酒要节制。

❧老年人饮食

　　老年人能量需要低于成年人，但蛋白质要与成年人相同。老人在选择蛋白质时的原则是，注意四条腿的畜类不如两条腿的禽类，两条腿的禽类不如一条腿的菌类，菌类不如没腿的鱼类。脂肪用量不宜过高，每日 1/3 动物脂肪，2/3 植物脂肪，以防止老年斑（紫褐素）产生；多吃带色蔬菜及新鲜水果，以防止便秘；每天喝一杯奶，以防止骨质疏松。少量多餐，每餐吃七八成饱，掌握住"一日多餐，餐餐不饱，饿了就吃，吃得很少"的原则。

中小学生快餐

中小学生中午放学回家吃饭，时间紧张，匆匆地来，又匆匆地走。给他们准备的午餐要求快捷、卫生、简单、营养平衡。

主食：米饭、馒头、面条、包子轮流吃

米饭。将大米洗净，放在饭碗内，加适量温水上笼蒸熟，凉后盖上保鲜膜存放冰箱中。

面条。湿切面条放笼屉内蒸10分钟，凉后拌上香油，用塑料袋分开包上，存冰箱中。

馒头。用发面团做成馒头，蒸熟晾凉后，放入塑料袋内，存放冰箱中。

包子。包括肉包子、豆沙包、糖包。包好馅后，蒸熟晾凉，放入塑料袋内存放冰箱中。

副食要搭配得均衡

配米饭的菜肴

A餐：木须肉、菠菜豆腐汤。鸡蛋、肉片、黄花、木耳炒熟后，放上冰箱中已备好的米饭上。

B餐：盖浇饭，紫菜青菜汤。盖浇可以做成各式各样的，火腿丁、肉丁、鸡丁加土豆丁、胡萝卜丁，加番茄酱或咖喱酱再勾芡。米饭蒸熟后，把菜盖在饭上，上面加一枚煎鸡蛋。

C餐：五丝浇汁饭。肉丝、胡萝卜丝、香菇丝、笋丝、柿子椒丝，炒熟后

加汁勾欠，浇在蒸熟的米饭上。

❊ 面条上的菜肴

A 餐：肉丁卤面。肉丁、笋丁、豆腐干丁、胡萝卜丁、黄瓜丁、香菇丁炒熟后，再加甜面酱。再加开水，煮沸后，下备好的面条。

B 餐：五香牛肉面。牛肉 1 块，花椒、桂皮、五香粉、酱油、酒及水，用中火炖至熟烂，晾凉入冰箱备用。食时把五香牛肉切成片，面条在牛肉卤料中烧熟，再炒个油菜和牛肉片一起吃。

C 餐：扣三丝面。冬笋丝、鸡丝、香菇丝，加调料煮熟后分成三份，放在小碗中备用。面条煮熟，把三丝扣在面条上，即可食用。

❊ 馒头中的花样

A 餐：馒头夹丸子，菠菜豆腐汤。馒头蒸热切开，肉馅做成大扁丸子，煎蛋 1 枚，生菜 1 片，葱头、芥末酱适量，一起夹入馒头中，和豆腐汤食用。

B 餐：馒头夹猪排，口磨菠菜汤。馒头蒸热切开，炸猪排一大块，煎蛋 1 枚，西红柿 2 片，葱头、生菜、芥末适量，一起夹入馒头中，和菠菜汤食用。

C 餐：馒头夹肉末，豆腐口磨羹。川冬菜切末和肉末炒出香味，鸡蛋煮熟切碎，生菜 1 片。冬菜肉末、生菜、切碎的煮蛋一起夹入馒头中，和汤一起食用。

❊ 各式包子

肉丁包、豆沙包、糖三角、烧麦，都可以蒸熟放入冰箱，吃时取出蒸热即可。

只要头脑中有个食谱，中小学生的午餐很容易做到快捷、简单、卫生和营养平衡。

上班族的家庭食谱

目前，小家庭特别多。小两口白天工作忙碌，回家总想吃点好的。但这餐饭真是个负担，大家不肯动。要不轮流做，要不凑合一顿，要不抓个阄，谁输谁做。其实只要安排好食谱，这餐饭并不难做。

❦ 食物多样化是上班族食谱的标准

吃饭不一定要追求高档次，不管是老、中、青年人，关键是要吃得杂、吃得匀。食品要多样化，品种齐全。古人说："五谷为养，五畜为益，五果为助，五菜为充。"已经为我们积累了宝贵的经验。膳食要平衡，人体所需要的七大营养素缺一不可。这是我们吃饭的总标准。科学吃饭，才能保证营养平衡，吃出健康。但吃一顿饭计算一顿营养，谁也受不了，要把食谱装进脑子里，安排饮食时心中要有谱。

❦ 上班族的三餐可以既经济，又方便，更科学

主要是主食和菜肴要多变，有固定的"主角"，有经常的"常客"，有临时的"客人"，还有"跑龙套"的。肉和蛋是"主角"，可一起买来。节假日红烧或清炖一大块肉，边上的碎肉切成肉丝或肉片，放在用剩的牛奶口袋中，备用，再调拌好肉末。

早饭：牛奶、豆浆、稀饭、鸡蛋、小菜、几两面包或馒头片。午饭：把熟肉切上几片，身体需要的动物蛋白质就够了。用肉片、肉汤配上一点营养丰富的白菜、豆腐，粉丝砂锅就出来了，还可以炸点土豆片之类调剂一下。主食就

买米或面的制成品，这样营养搭配得就很合理。晚饭：时间充裕，人也齐全，可做得丰盛一些。如拌凉菜、臭豆腐、酱萝卜、辣椒酱、榨菜丝、韭菜花、花生米等小菜，均是不错的选择。有的是"临时客人"，有的是"跑龙套"，风味各俱，有营养又"下饭"，全可派上用场。一顿饭最好鱼、肉、蛋、菜、豆制品全有，每种不在多，但要"角色"齐全。上顿吃得油腻了，下顿可以吃得清淡些，保证营养平衡，一顿平衡做不到，一天平衡也可以。

一种食物可以有多种做法，馅可以做包子、饺子、馄饨、锅贴……肉可以做麻辣肉、软炸肉、五香肉、醋烹肉，口味多变，增进食欲。

另外，欢迎新型炉具电器焖饭炉、烤炉走进房。一次性投资可使用多年，省时又省力，做个好"帮手"。花钱不多，费时不多，双职工的一日三餐也能做到冷热相间、干稀搭配、荤素互补，完全能符合中国营养学会推荐的宝塔型膳食结构。

老人每天适当吃零食

零食可不是小朋友或年轻人的专利，老年人适当地吃些零食，对热量的补充和营养平衡是很有好处的。

一项研究显示，零食可帮助 65 岁以上老人获得足够的热量。2000 名受访者通常每天平均摄入 2.5 次零食，每次可摄入 628 千焦热量，而且吃零食并不会影响老人的食欲。

零食可不是小朋友或年轻人的专利。老年人适当地吃些零食，对热量的补充和营养平衡是很有好处的。

午饭后小憩一会儿，等到下午 3 点左右，来点种子类的零食，是个不错选择，如葵花子、南瓜子、花生、核桃仁、松子等。不过，种子类的零食虽然能够提供丰富的蛋白质、脂肪及多种微量元素，但唯一缺点就是热量太高，因此不宜吃得过多。

老年人在睡前稍吃些零食对身体是有益的。125 毫升的酸奶加两片饼干，不仅能帮助老人更快入眠，还可以达到补钙、预防胆结石的作用。

关于老年人饮食有段顺口溜："一日多餐，餐餐不饱（七八分饱），饿了就吃，吃得很少。"人过中年以后的进食方式就应该像"羊吃草"那样，饿了就吃点，每次吃不多，胃肠总保持不饥不饱的状态。每天饮食遵照"3+3"原则，做到三顿正餐、三顿加餐，营养就能均衡了。

在此特别提醒，肥胖或有糖尿病的老年人，含糖量较高的各种糖类和巧克力，最好还是敬而远之吧。

让衰老晚些到来

人的衰老不是"病"，是自然规律，是细胞和器官随着岁月变化而产生的生理过程。这个衰老过程不是到了老年才开始，而是发育到最高峰后就开始走下坡路了。因此，从青年时代就应开始注意，并采取措施，来推迟衰老。

从食物结构上来讲，老人在吃的方面要注意以下几点：

🌾主食

精米、白面虽看上去好吃，但营养素不全面，需要五谷杂粮来弥补。杂粮含纤维素多，较其他食物有饱腹感，可避免过食，又能通便，防止形成高血糖和高脂血症。老人循环系统机能退减，血红蛋白量减少，易患贫血。五谷杂粮中含铁多，每100克小米中比大米要多4倍，高粱、燕麦、豆类中就更多了。老人易发生骨质疏松，小米中的钙也比大米多3倍，黄豆要比大米多15倍。另外，老人要多吃种子类的食物，如花生、芝麻、玉米渣、瓜子、豆类，它们富含维生素E，是抗氧化的一种营养素，有助于抗老防老，推迟衰老。

🌾肉类

都是动物性蛋白质食物。国外报道65岁以上的老人，优质蛋白质的需要量应当和青年人一样。因为老化时血清白蛋白降低，体内酶的活性也减少，体蛋白以分解为主，合成缓慢，所以每天应吃到100克左右的肉。其中以鱼肉最佳。

鱼肉纤维短，好消化。海鱼脂肪中的六烯双碳（DHA）能防止心脑血管病以及血栓形成。其次是禽类，脂肪也不高，对老人来讲，吃没有腿的鱼，比两条腿的禽好；吃两条腿的又比吃四条腿的畜好。

鸡蛋也是动物性蛋白质的食物。蛋黄虽含胆固醇高，但含铁质和卵磷脂都高，卵磷脂消化后释放出胆碱，进入血液到脑，能增加老人的记忆力。因此，每天吃1～2个蛋，与蔬菜同时吃，问题不会太大。

牛奶的各种营养素最全面，其成分随牛的种类、年龄、饲料和挤奶的时间及季节而异。中医学认为牛奶味甘、性微寒、补虚羸、益肺气、润皮肤、解热、通便，对老人有好处。尤其是酸奶，是把乳酸杆菌加入奶中制成的，奶中乳蛋白形成微细的凝奶，易于消化，并能刺激胃壁促进分泌，造成酸性环境，提高钙、铁、锌的吸收，还能增加肠道内有益细菌，抑制腐败菌。老年人代谢机能衰退，结肠、直肠肌肉萎缩，肠道黏膜分泌减少，易便秘，酸奶有通便作用，对老人有益。

蔬菜水果

它们在食物结构中是不可缺少的。红、黄、绿的菜，尤其是深绿色的菜，含β-胡萝卜素多，这种胡萝卜素在人体肠黏膜或肝内经酶的作用能变成维生素A。β-胡萝卜素是一种抗氧化防衰老的营养素，如体内维生素A已足够，它就不会再转化，也不会因维生素A过多而中毒，对抗老防老十分有益。蔬菜与肉同时吃，起到平衡的效果。

水果成熟后产生各种芳香味。水果中的甜味是糖类，不同水果含不同糖类。芒果、菠萝含蔗糖，无花果、枇杷含果糖。橘子和葡萄含葡萄糖。水果中的酸味有柠檬酸、苹果酸、酒石酸和果酸。水果中的涩味是丹宁，未熟的果皮比肉多3～5倍。水果与蔬菜都富含食物纤维，是老人的必备食物，餐餐不能少。

调味品

中国烹饪十分重视调味品，其种类繁多，五花八门。西餐烹饪都把调味品放在餐桌上，食用时随意加入。对老人来说，白色的调味品如糖、盐、猪油，要限制，少吃些为妙。猪油中不但胆固醇高，热量也高，吃多了易形成动脉粥样硬化；盐每天不要超过 1 茶匙，多吃后会引起血压升高；爱吃甜食的胖老人要适当控制，以免剩余的糖会转化成脂肪，使血脂增高。

防止衰老，营养是个很重要的因素，但不是唯一因素。平时还要注意多用脑、参加学习、适当运动、注意精神因素。老人退休后，耳目闭塞，缺乏社会交流，活动能力下降，最好要有个爱好。学会控制情绪，因为紧张、烦恼、悲伤、愤怒，过度兴奋都可以引起身体各系统功能失调。处于紧张状态时，血液里所含的激素因焦急而分泌得多，白细胞数目大量减少，免疫功能下降，会促使你更衰老。故而要经常保持乐观的情绪。

人体是营养物质构成的，要通过这些物质与周围环境进行交换，形成代谢平衡，才能维持生命与健康。科学饮食可使您人老心不老，让衰老晚些到来。

吃出美丽，
告别饮食误区

"中国人爱吃""中国人敢吃""中国人会吃"，常听到国人如是说。然而，我们在"吃"观念上也有一些误解，表现在年轻女性中，最为典型的往往有两个大"毛病"。

偏食型

这类女性不懂人体需要各种营养素，吃东西完全凭个人好恶。喜欢的，吃得非常多；不喜欢的，吃得很少，甚至不吃。老百姓管这种现象叫"挑食"或"挑嘴"。现代营养学称之为"偏食"。长期偏食导致的结果是两个极端。要么是身体因某种营养素缺乏，造成发育不良、弱不禁风、体单力薄、抵抗力下降，易患各种疾病。要么身体某种营养素过剩，导致体内脂肪大量堆积，年纪轻轻就臃肿不堪，为步入中年或老年留下疾病隐患。

偏见型

有些女孩子由于长期偏食，身体过胖，于是便有意识的节食。这也不敢吃，那也不敢动。她们认为肥胖是吃得多造成的，少吃就能减肥。为了体型优美，宁肯饿肚子。有的甚至三餐并作一餐。由于不得法，结果是不仅没能减肥，还因营养不良而百病丛生。还有些女孩子体弱多病，为了改变这种状况，便认为体虚则要补。不问身体能否承受，食补药补共同进行。结果是越补越虚，导致恶性循环。

　　研究表明，没有一种食物能包含人体所需的全部营养素，也没有一种营养素能够满足人体的全部需要。如果食物单调或饮食不合理，人体所需营养成分得不到及时补充，就会出问题。所以，每日食物种类最好有三四十种，不能少于二十多种，才可能满足身体对各种营养素的需要。在北方，冬春季蔬菜品种比较少，吃得食物比较单调，尤应注意。对健康的年轻女性来说，千万不要挑食，可以有自己爱吃或不爱吃的，但绝不可有长期不吃的。

　　现在的年轻女性都要追求美，其实营养与美容是息息相关的。女人都希望有一个姣好的面容。当然，相貌是否漂亮在先天，但保持容颜健康、延缓衰老却完全在个人。要保持面部皮肤健康，坚持加强皮肤功能的锻炼，如冷水浴、蒸气浴、日光浴、按摩等，还应注意饮食。

　　有些女孩使用大量化妆品，但她们恰恰忽略了化妆品只是延缓衰老的外在因素，而内在因素是人体的营养。就如同种庄稼，虽然有了阳光空气，但土壤缺乏肥力，仍然长不出好苗来。

　　因此，延缓皮肤衰老，必须标本兼治，从基础抓起。皮肤主要成分是胶原蛋白和弹性蛋白。从营养学的角度讲，美容必须要有充足的蛋白质参与体内合成。而在自然界没有一种植物或动物的蛋白质符合人体的所有需要。只有多种

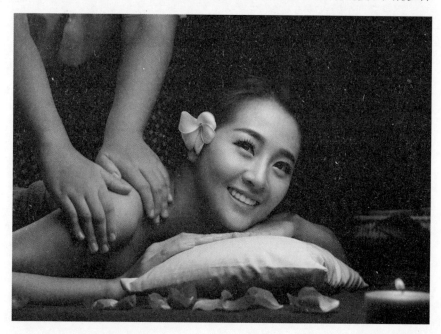

食物蛋白混合食用，才能取长补短，增强互补作用。也就是说，平时要常食用富含蛋白质的食品，如禽、畜、鱼、虾、蛋、奶，特别值得提出的是，应多吃些禽畜的皮，如常见的猪皮，因为它含有的胶原蛋白既能改善人体组织细胞贮水功能的，又是皮肤细胞生长的主要原料，能滋润皮肤、舒展皮肤皱纹，补充皮肤在代谢过程中营养的损失。此外，皮肤的健康与维生素、微量元素关系密切。如维生素缺乏，皮肤可变得粗糙无光泽，面容憔悴。这些维生素的摄取主要依靠蔬菜，特别是绿色、黄色的蔬菜，如菠菜、油菜、西红柿、胡萝卜等。芝麻、海带对美容也有益处，也要经常食用。

健康减肥，轻松有效

肥胖多是由于摄入量大于消耗量，或因内分泌代谢失调等多种因素，造成脂肪在皮下、肝脏、腹壁等处堆积。为改变机体的脂肪组织在体内堆积，就要控制饮食，加强锻炼。超过标准体重 10% 为超重，超过 20% 为肥胖。

目前我国肥胖者已远远超过 9000 万人，超重者高达 2 亿人。专家预测，未来 10 年中国肥胖人群将会超过 2 亿。正确的减重方法，应采用科学的有计划的逐步，减低热量的饮食。根据热量守恒定律，热量消耗比摄入每多 28 焦耳，体重就会下降 1 克，因此可根据所降体重数来计划膳食。

以原来热量摄入水平为基础，根据肥胖程度，逐渐减少原摄入量的 20% ~ 40%。减重期间不要休息，最基本原则是减少热量摄入，增加消耗。如需加快减重，需增加锻炼。

我国膳食的热量主要来自粮食，因此减重饮食主要减主食。但饮食中蛋白质多来自粮食，所以减主食时需及时补充蛋白质食物，尤其是优质蛋白质。为了避免外源性胆固醇和饱和脂肪酸过多，多食用豆制品。实验证明每日少吃 100 克主食，增加 100 克豆制品，减重效果较好。可多采用少油的烹调方法，如腌、拌、川、卤等食谱花样多，品种要齐全，还要注意酸碱平衡，才能长期坚持下去。不用饥饿疗法代替营养疗法，有饥饿感时，多吃蔬菜与水果，补充维生素与矿物质。

通过以下两个表我们可以很明确地了解到每种食物所含的热量，有利于我们平时饮食对热量的控制，在潜移默化中减下来。

热量计算法

食物种类	食物用量（克）	蛋白质（克）	热量（焦耳）
主食	300	20	4186
肉、鱼	100	20	1046
鸡蛋	50	5	251
豆制品	150	14	837
蔬菜	750	3	377
共计		62	6697

热量简便快速计算法

食物种类	食物用量（克／毫升）	热量（焦耳）
主食	300	4186
猪蹄、猪肋排、猪大排、猪夹心	100	1256
瘦牛肉、羊肉、鸭、鸡、鸡翅、鸡腿	100	837
草鱼、青鱼、鲫鱼、花鲢、海鳗、黄鱼	100	419
无糖牛奶	250	419
鸡蛋	50	419
西瓜、南瓜、冬瓜、黄瓜、丝瓜	500	419
青菜、菠菜、茼蒿、卷心菜、荠菜、芹菜、花菜	500	419

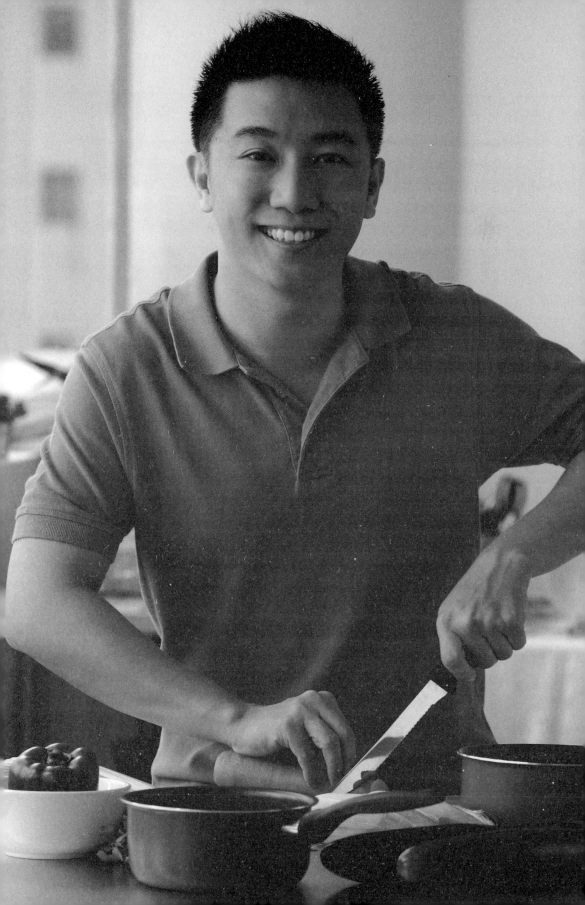

Chapter4
营养素
在烹调过程中的变化

　　各种营养素在烹调和加工的过程中，发生了各种不同的变化，也发挥着不同的作用。以蛋白质为例，烹调时的振荡可使之形成蛋泡糊，搅拌可使之产生凝胶，加热可使之凝固。在烹调中蛋白质水解，不仅使菜肴产生鲜香味，而且可促使胶原蛋白形成明胶，使食物的口感变得柔软滑爽，更利于人体吸收。

　　了解和掌握营养素在烹调过程中的变化，有利于在烹调过程更有效地保存营养素，促进营养素在人体内的吸收。

蛋白质在烹调过程中的变化

在烹调加工中，蛋白质原有的化学结构将发生多种变化，改变了原有的特性，甚至失去了原有的性质，这种变化叫作蛋白质的变性。蛋白质的变性受到许多因素的影响，如温度、浓度、加工方法、酸、碱、盐、酒等。许多食品加工需要应用蛋白质变性的性质来完成，如：水煮蛋、咸蛋、皮蛋、豆腐、豆花、鱼丸子、肉皮冻等。

在烹调过程中，蛋白质除了变性，还会发生水解，更容易被人体消化吸收，并产生诱人的鲜香味。我们需要了解和掌握蛋白质在烹调和加工过程中的各种变化，使烹调过程更有利于保存食物中的营养素，从而促进营养素在人体内的吸收。

❧烹调使蛋白质变性

✿ 振荡使蛋白质形成蛋泡糊

在制作芙蓉菜或蛋糕时，常常要把鸡蛋的蛋清和蛋黄分开，将蛋清用力搅打振荡，使蛋白质原有的空间结构发生变化，引起蛋白质变性。变性后的蛋白质将形成一张张有黏膜的网，把空气包合到蛋白质的分子中间，使蛋白质体积扩大许多倍，形成黏稠的白色泡沫，即蛋泡糊。

蛋清形成蛋泡糊是振荡引起蛋白质的变性。蛋清能否形成稳定的蛋泡糊，受许多因素的影响。蛋清之所以形成蛋泡糊，是由于蛋清中的卵黏蛋白和类黏蛋白能增加蛋白质的黏稠性和起泡性。鸡蛋越新鲜，蛋清中的卵黏蛋白和类黏蛋白越多,振荡中越容易形成蛋泡糊。因此烹调中制作蛋泡糊,要选择新鲜鸡蛋。

如果搅拌振荡时的温度较低或振荡时间较短,蛋清形成的蛋泡糊放置不久仍会还原为蛋清。因为这种条件下,只能破坏蛋白质的三、四级结构,蛋白质二级螺旋结构没有拉伸开,无法形成稳定的蛋白质网。一旦失去振荡的条件,空气就会从泡沫中逸出,蛋白质又恢复到原来的结构,这种变性称作可逆变性。烹调和食品加工都不希望这种可逆变性发生,要设法提高蛋泡糊的稳定性。

向蛋清中加入一定量的糖,可以提高蛋泡糊的稳定性。蛋清中的卵黏蛋白与空气接触容易凝固,使振荡后形成的水体泡膜变硬,不能包容较多的气体,影响蛋泡糊体积的膨胀。糖有很强的渗透性,可以防止卵蛋白遇空气凝固,使蛋泡糊的泡膜软化,延展性、弹性都增加,蛋泡糊的体积和稳定性也增加。

做蛋泡糊时,容器、工具和蛋清液中都不能沾油。搅打蛋清时如果粘上少量油脂,就会严重破坏蛋清的起泡性功能,因为油脂的表面张力大于蛋清表面张力,能将蛋泡糊的空气从断裂处逸出,蛋泡糊就不能形成。

蛋清变成稳定的蛋泡糊,不能再恢复成原来的蛋清,这种变性称作不可逆变性。不可逆变性完全破坏了蛋白质的空间结构,组成蛋白质大分子的肽链充分展开,这些肽链在搅拌过程中互相聚焦又互相交联,形成稳定的三维空间网状结构,将水分和气体包含固定在网状结构内,这就是蛋白质变性的实质,也是蛋清形成稳定蛋泡糊的实质。

❋ 搅拌使蛋白质产生凝胶

在肉类的蛋白质中,含量较多的是肌动蛋白和肌球蛋白。其中肌球蛋白又多于肌动蛋白。肌球蛋白能溶解于盐的水溶液中,经加热或稀释形成凝胶,肌动蛋白也能溶于盐溶液,并和肌球蛋白结合成肌动球蛋白。

实验证明,球状的蛋白质都能结合水发生水化作用。盐能提高蛋白质的水化能力,这是因为盐的正负离子吸附在蛋白质的分子表面,增加了蛋白质分子表面电性的缘故。

蛋白质的凝胶是水分散在蛋白质中的一种胶体状态。它可以含有大量的水,如明胶的凝胶含水可达 99% 以上。它具有一定的形状和弹性以及半固体的性质。在动物的肌肉组织中,蛋白质的凝胶状态使肉能保持大量的水分。

在烹制肉茸制品的菜肴(如鱼丸子)时,将肉糜加盐和水适量,顺一个方向搅拌。肉糜中含有多种蛋白质,经搅拌,它们以各种方式交联在一起,形成高度有组织的空间网状结构。蛋白质分子中与水未结合的部位继续发生水化作用，使肉持有大量的水分。肉糜中含量约 65% 左右的肌动蛋白和肌球蛋白在搅拌条件下，从肌肉纤维中游离出来，形成黏性较大的肌动球蛋白，使肉糜产生较强的黏弹性。由于这类蛋白质分子更容易发生水化作用，肉的持水能力增强，多数的蛋白质网进一步交联，形成了凝胶。利用这一原理制作的肉丸子或鱼丸子，肉质鲜嫩，口感细腻。

制作这种菜肴，搅拌是很关键的一个步骤。搅拌时必须朝一个方向，否则会把已经形成的蛋白质网打破，影响蛋白质形成凝胶。搅拌要充分，如果不充分搅拌，则肌动蛋白和肌球蛋白不能充分游离出来，会影响肉的持水性，继而影响菜肴的风味和质量。

在中餐烹调中，蛋白质的胶体作用还表现在厨师"吊汤"的过程中。名厨吊汤用料讲究，火候和步骤清楚，整个过程要用红糁（猪肉茸）和白糁（鸡肉茸）分两次清洗汤。肉茸中的蛋白质胶体在加热的汤中剧烈运动，把汤中的沉渣和油脂吸附在自己身上，形成较大的胶体颗粒而沉降于汤底，把沉渣和油脂一网打尽，使汤清澈透明。这就是胶体的沉聚作用。

✿ 加热使蛋白质凝固

由于加热引起蛋白质的变性称为热变性，因热变性产生的凝固叫热凝固。如水煮蛋熟后蛋清、蛋黄都发生凝固，熘肉片、涮羊肉，肉质鲜嫩可口，都是由于原料表面骤然受到高温作用，表面的蛋白质变性凝固，原料内部的水和其他营养成分被包在中间不会外逸。

蛋白质的热凝固受多种因素的影响，不同的蛋白质热凝固的温度不同，一般的蛋白质热凝固的温度在 45℃ ~ 75℃ 之间；牛奶中酪蛋白的凝固温度高达 160℃ ~ 200℃；蛋黄在 65℃ 左右时变为黏胶体，70℃ 以上失去流动性。如果将鸡蛋加热到 65℃ ~ 70℃ 之间，就可以得到蛋白嫩、蛋黄凝固的半熟蛋。

加盐可以降低蛋白质凝固的温度，如向稀豆浆中加入氯化钙、氯化镁，就能使豆浆中的蛋白质凝固成豆腐脑或做成豆腐。

加糖可以提高蛋白质凝固的温度。用绞肉机绞肉馅时，因为机械摩擦产生热量，被绞的肉局部温度上升，产生不可逆的热变性，使受到机械摩擦的肌动蛋白和肌球蛋白还来不及从肌肉纤维中释放出来，就产生了变性凝固。用这样的肉馅做出来的肉制品黏结性和保水性都降低。如果在绞肉时添加少量蔗糖，糖有很强的渗透性，它很快渗透到肌肉纤维内与蛋白质争夺水分，可使蛋白质分子出现暂时性收缩而变性凝固。

浓度也是影响蛋白质热变性的因素之一。10% 浓度的豆浆加热只有少量蛋白发生凝固，20% 浓度的豆浆加热就会发生凝固。所以豆浆中蛋白质的凝固除盐的作用外，还与浓度有关。

🌿 烹调使蛋白质水解

蛋白质在酸、碱、酶的作用下，分子中的肽链即被破坏，发生水解作用，逐渐水解为较小的中间产物，最终分解为氨基酸。工业上常利用酸、碱、酶水解的办法来提取各种氨基酸。

富含蛋白质的食物如肉、鱼等在烹调中，也可以水解出游离氨基酸和小分子肽，这不仅有利于人体的吸收，对菜肴的色、香、味、形也起着重要的作用。

🌸 水解作用使菜肴产生鲜香味

蛋白质水解后产生的氨基酸和低聚肽有很好的提味作用。一般氨基酸呈味作用比较鲜明，如谷氨酸有鲜味，甘氨酸有甜味，蛋氨酸有时显苦味。低聚肽的呈味作用比较柔和，它使烹调制品的味道更协调和美。如酱油中，除含有呈鲜味的氨基酸外，还有由天门冬氨酸、谷氨酸和亮氨酸构成的低聚肽，而使酱油具有独特的鲜香味道。

实验证明：在烹调过程中，食物原料在100℃～140℃的温度条件下，长时间加热，如炖、煮牛肉，会使食物原料中的蛋白质与水发生水解反应，产生有鲜香味的氨基酸和低聚肽，水解产物低聚肽的含量高于游离氨基酸。因为在加热的过程中，氨基酸的分子间发生了交联，水解产生的肌肽、鹅肌肽等低聚肽组成味道，形成了牛肉汁特有的风味。鱼肉鲜美的味道是由天门冬氨酸和谷氨酸以及由它们组成的低聚肽构成的。

低聚肽的生成虽然会使菜肴鲜美可口，却会减少蛋白质在体内的消化吸收。如果在炖肉时加点醋，就可以增加人体对食物蛋白质的消化吸收，还可以使菜肴更鲜香。

❀ 水解作用使蛋白质形成明胶

动物的皮、筋、骨等结缔组织中的蛋白质主要是胶原蛋白。胶原蛋白是一种不完全蛋白质，由于它的氨基酸组成特殊，因而形成特有的三股螺旋结构分子，外形呈棒状。许多棒形的胶原分子相互结合形成胶原纤维，组成动物体的皮、骨和结缔组织。这种组织的结构非常严密，好像冰的晶体，当加热到一定的温度时，会突然融化收缩。如肌肉中的胶原纤维在65℃时就会发生这一变化。继续升高温度，在水中煮沸，胶原蛋白变为一种混合多肽，这就是明胶。工业上将动物的骨、皮等在酸或碱的作用下，长时间水煮提取明胶。

纯净的明胶是无色或淡黄色的透明体，不溶于冷水，易溶于热水，具有较高的黏性和可塑性，冷却后就成为富有弹性的凝胶。由于它的这一性质，明胶广泛运用于食品工业中。在制作冰淇淋时，明胶作为稳定剂和增稠剂加入其中，目的就是使水分子穿透冰淇淋形成一个薄的网络，防止形成大块冰结晶。明胶的熔点是27℃~31℃，接近并低于人的体温，因此入口即化，易于吸收。

烹调中常常会遇到这样的情况：用水涨发鱿鱼时，如浸泡时间过长，鱿鱼就会"化"掉。因为鱿鱼中的胶原蛋白在碱的作用下水解成明胶而溶于水中。涨发海参时也会发生这种情况。因此涨发海参、鱿鱼时间不可过长，防止胶原蛋白过度水解而浪费原料。

有些菜肴烹调时需要长时间加热，促进胶原蛋白形成明胶。如用肉熬汤，晾凉后就凝结成皮冻。明胶的浓度越大，汤越浓，形成的肉皮冻弹性越大。因为明胶分子亲水性强，在加热情况下，极易与水发生水化作用，在明胶外面形成一层水化膜。水化膜的形成使蛋白质分子体积增大，活动能力减弱，在溶液中流动时阻力增大，造成蛋白质胶体溶液的黏度也增大，冷却后凝固成有弹性的肉皮冻，不仅口感柔软滑爽，还有利于人体吸收。

❀ 主食中的蛋白质及其在面食加工中的变化

小麦中的蛋白质分成两部分，即面筋性蛋白质和非面筋性蛋白质。粉糊层和外皮的蛋白质含量虽然高，但不能形成面筋，这部分蛋白质称为非面筋性蛋白质。胚乳和胚芽部位的蛋白质能够形成面筋，称为面筋性蛋白质。冬小麦和长江以北的小麦含面筋性蛋白质多，面粉的筋力强；春小麦和长江以南的小麦面粉筋力弱；标准粉比富强粉筋力弱。

❀ 小麦粉面筋的形成

面粉中不成筋的蛋白质与面食加工关系不大，面筋性蛋白质是球蛋白，分子有点像螺旋状的球，疏水基被包在球的内部，亲水基均匀分布在球体表面，这样使它有很强的亲水性。当水与面粉颗粒相遇后，面筋性蛋白质立即吸水，水与蛋白质表面的亲水基相互作用形成水化层。如果加水量少，蛋白质不能充分吸水，淀粉能吸收到的水也少，面粉只能形成松散的小团粒。北方人用这个中间过程的小面团做面穗汤。食品加工利用机械力的作用碾轧成型，做成机制面条等。

随着水的不断加入，蛋白质进一步吸水润胀，经反复搅拌揉搓，水分子以扩散的方式进入到蛋白质的内部，使面筋蛋白质充分润胀伸展，彼此互相交联，形成网状结构，成为柔软而有弹性的凝胶，即湿面筋。湿面筋具有很大的黏性、延展性与弹性。常温下面筋蛋白质的吸水量为自身的 1.5 ~ 2 倍，而淀粉的吸水量仅为自身的 30%。将面团反复揉搓成型后静置一段时间，可以使水分子进一步向蛋白质内部渗透，使之更充分润胀，面团的面筋网络更加致密，筋力更好。由此可见，和面、揉面、饧面的过程，也就是面团中面筋形成的过程。面粉转化为面团，为面食加工奠定了基础。为了得到不同筋力的面团，使之适合食品加工的需要，我们必须了解影响面筋形成的各种因素。

❀ 影响面筋形成的因素

面粉中成筋蛋白质的含量是决定面团中成筋蛋白质形成的首要因素。一般面包专用面粉的蛋白质含量高于 12%，有些主食专用高筋面粉的蛋白质含量达 14%。在适宜的温度下加入适量的水，使蛋白质充分润胀，在 30℃ 时，面筋的吸水量达到最大值，面粉中含面筋性蛋白质越高，它的吃水量越大。加水后和面，搅拌揉搓要充分。好的面粉，搅拌机搅拌 10 ~ 13 分钟面筋不断。和面后静置达到 2 小时，面筋生成率达到最大值。面食制作中，常用面和好后反复摔打的办法，加快面筋形成的速度。经反复揉搓摔打后的面团光滑柔润，只需要静置半小时，就可以满足生产的需要。

❀ 增筋作用

在面食制作过程中，常常要求面团要有较大的筋性，这就要想办法增加面筋的生成。常用的办法有：

加少量脂肪： 面粉中的脂肪含量少，只有1% ~ 2%，但它水解产生不饱和脂肪酸，可以使面筋蛋白质的筋力和弹性增大。因为面团是面筋蛋白质、水、淀粉颗粒和脂肪共同作用的结果。少量的脂肪对面筋网的形成起着不可忽视的作用。当水加入面粉的时候，这些脂肪大部分便和面筋相结合形成脂蛋白。当面筋形成时，成筋蛋白质形成扁平的小薄片结构，脂蛋白层插入其中。当薄片结构变形时，脂肪起着润滑剂的作用。例如揉做瑞士苹果卷的面团时，向面粉中加少量油和适量水，揉成软硬适宜的面团，再经反复揉搓甩打，使面粉颗粒中的蛋白质尽快转化为蛋白质网，形成薄膜，油在其中起到润滑作用，有利于面团加工成型。面点师用手扩抻这种面皮至很薄也不破裂。

加盐： 面团中加入少量盐可以增加蛋白质表面的电荷，提高蛋白质的水化能力。由于加盐后蛋白质吸水量增加，再加上搅拌或揉揣甩打的作用，蛋白质分子间的各种结合力逐渐形成，组成紧密的面筋网。这种面团的筋力很强，表现为延展性好、黏弹性增加。例如，在调制抻面和面时加入少量盐，盐离子可以增加面粉颗粒的吸水润胀速度，还可以提高面筋网形成的质量，使面团能满足加工过程的需要。

加大豆蛋白粉： 面粉中添加大豆蛋白粉，既可强化营养，又可以提高面筋的质量。例如在制作挂面或饺子皮时，向面粉中添加5% ~ 10%的脱腥黄豆粉，混合制成面条，煮熟后不易粘连，吃起来筋道可口。

添加面筋粉： 如需要筋性较大的面团，可以向面粉中直接添加一些面筋粉。有的杂粮蛋白质成筋性小，如荞麦面在制作面条时，应向其中添加一些面筋粉，提高面条的筋性。

❋ 懈筋作用

在面食生产工艺中，有许多产品需要降低面团中的面筋。常用的方法有：

加糖： 加糖可以降低面筋的生成率，这是因为糖极易溶解于水，有很强的渗透性，它能够渗透到蛋白质的颗粒内，与蛋白质争夺水。蛋白质颗粒在缺水的情况下，不能充分伸展，就影响了面筋网的形成。面团发酵过程中已经形成的面筋网也会被破坏掉。

加玉米淀粉： 在做开花馒头和开花包时，加入适量玉米淀粉，降低面团中面筋的含量，也是减少面筋生成的方法之一。

发酵老面： 发酵时间长一点，面团发得老一点，可以减少面筋的生成。这是因为在过度发酵过程中，产生了过多的二氧化碳气体，这种气浪可以冲破一部分面筋网。同时，酵母菌过量繁殖，全咬断一部分面筋。所以，面团发老了，面筋的形成减少，面团就会发懈。

面食制作开花馒头和开花包的过程中，兼用了以上3种方法。首先把面团发酵的时间延长一点，也就是把面发得老一点；碱用得稍微过量一点，再向其中加入玉米淀粉和糖，大火蒸熟，过量产生的二氧化碳气浪冲断原本已散懈的面筋，使蒸出来的产品呈开花状。

烫面或蒸熟干面粉：这样做也可以减少面筋的生成。因为当温度达到70℃时，面粉中的蛋白质发生变性凝固，凝固了的蛋白质无法再伸展形成面筋网，面团无筋力。在制作含油量较低的酥性食品时，常常用蒸熟的干面粉来制作。如果需要面筋较小的面团，可以用一部分冷水面、一部分烫面混合调制。用这种混合面团烙饼，柔软可口。

用油调制面团：油脂不溶于水，能在面粉颗粒表面形成一层油膜，阻碍水分子向面粉颗粒内渗透，致使淀粉颗粒不能润胀，蛋白质分子无法伸展，成筋的蛋白质分子相互不能连接成网。天津十八街的麻花比一般制作的麻花更酥脆，是因为在制作过程中加入熟面粉馅、油、糖等原料。北京饭店的面点师在制作淮扬风味萝卜丝烧饼时，将4种面团混合使用（烫面、冷水面、发面、油酥面），做出的面点松软可口，香气诱人。这是一道成功运用面团成筋、懈筋原理制成的美味面点，深受营养师的称赞。

烹调过程中的脂肪

脂肪是人体必需的营养素，又是烹调和食品加工不可缺少的原料。烹调和食品加工用的脂肪，一般称为油。烹调中常用的都是来自动植物的天然油，它们是以脂肪为主，并含有一些类脂的混合物。油在烹调和食品加工中的重要性，由它本身的性质所决定。各种油在性质上的差异，来自于油中脂肪酸的种类、碳链的长短和脂肪酸的不饱和程度。我们应了解油的性质及其在烹调中的变化和作用，在不同食品的加工中选用不同的油和不同的使用方法，提高食品和菜肴的质量。

🍃油在烹调中和食品加工中的作用

油在烹调菜肴和制作面点时，除了作为原料提供人体必需的营养素外，还在制作工艺中发挥着多种不同的功能。

❀ 导热作用

在制作菜肴和面点时，很多原料都是通过油的导热作用而成熟的。油本身是热的不良导体，它通过对流的形式导热。在受热时，油层上下由于温度不同而引起对流，形成油在不同温度下的波动状态。有经验的厨师就是根据油的波动状态来判断油温。

油在加热后能贮存较多的热量，在烹调中将这些热量迅速均匀地传递给食物。油的传热温度在它的熔点和分解温度之间，一般滑炒的温度以

80℃～140℃为宜，俗称四五成油。炸、爆时常采用较多的油量和较高的温度，使原料很快成熟。用油烹调有利于菜肴色、香、味、形等达到所要求的最佳品质。

❋ 赋香作用

油在烹制食品原料时，由于加热温度较高，各种食物成分发生多种化学反应，产生多种有香味的物质。如淀粉受热产生有机酸、酚类等多种香气成分，这类反应在油的作用下更明显突出。蛋白质与油发生反应，使菜肴、糕点产生金黄的色泽和特殊的香味。

油还是溶解芳香物质的溶剂，对呈味物质有较好的结合能力。油可以把加热产生的芳香物质从游离态变成结合态，使菜肴的味道更加柔和鲜美。例如烹调中常用葱、蒜、姜、辣椒、桂皮、香菜、花椒等调味料，在热油中煸炒，调料中的芳香物质溶解于油中而产生特殊芳香味。利用油的这个作用，在烹调中可制作多种风味菜肴（葱烧海参、芫爆里脊）。

油的溶解作用还表现在它可以把菜里的脂溶性维生素溶解在油中，增加人体对脂溶性维生素的吸收。例如，凉拌胡萝卜丝加点熟油或香油，就可以提高人体对胡萝卜素的吸收。

❋ 润滑作用

油不溶于水，能在原料表面形成一层油膜防止原料粘手。如在面包制作时加入少量油可以降低面团的黏性，便于操作，并可使面包表面光洁诱人；在容器表面抹些油，可以防止加工的面点与容器粘连。调味上浆的肉料，在下锅前拌点油，原料容易散开。在油锅的使用上，油的润滑作用更显得重要。烹调前先将油锅用油润滑后，将油倒出，然后上火烧热，再加底油进行烹调，可以防止原料粘锅，保证菜肴的质量。

❋ 起酥作用

油的起酥作用主要应用于制作酥性面点。和面时只用油不用水，操作时反复揉搓，使油膜把面粉颗粒包围起来，面粉颗粒中的蛋白质和淀粉无法吸收水分，面筋性蛋白质在没有水的情况下不能形成网状结构，淀粉也不能润胀糊化，因而不能形成黏性面团，只能形成酥性面团。用这种面团可以做油酥点心，还可以与其他原料一起包合后起酥，制成多种酥皮点心。

❀ 乳化作用

在烹调和食品加工中，经常要把油和水混在一起，而油和水是不相融的。食物中含有一种与油相似的物质叫卵磷脂，它与油是同胞兄弟，可以帮助油与水结合。卵磷脂分子的一端具有亲水性，另一端具有亲油性。它能使原本互不相溶的油和水形成稳定的乳状液体，使含油多的食品在人体内易消化吸收。

油与水混合后形成的乳状液有两种类型：一种是以油为主，少量的水分散在油中，称为油包水型。另一种是以水为主，少量的油分散在水中，称为水包油型。日常见到的牛奶、豆浆、奶汤都属于水包油型的乳浊液。

烹调中使油水混溶的条件是要充分振荡。如厨师调汤时，吊奶汤要用大火，并一直保持锅内振荡，才能使原料中的油和水充分混合，形成乳状液。这样吊出来的奶汤，汤色雪白，喝起来鲜香滑爽。做面点时，和水油面团，也要充分摔揉，使油和水充分乳化，才能使制品光洁，细腻可口。

❄ 油在烹调中的变化

烹调和食品加工离不开油。油在各种烹调温度下发生多种复杂的物理变化和化学变化，使油变稠、变暗、发泡、冒烟、变化。一般把油在烹调中的变化称为热变化。

❀ 油脂热变性（油受热会冒烟）

油在加热过程中发生分解，烹调可见油冒着烟。这是因为油没有从液态变为气态的变化，也不沸腾，而是在达到沸点之前就开始分解，产生挥发的分解物。甘油在高温下分解，就是肉眼所见的烟。油烟中的物质有刺激性，有毒，对烹调操作者的健康不利，还会使油的营养价值降低。油变味或油中有毒物质过多，就不能食用。

油的热分解程度与油的种类和加热的温度有关。一般油加热到150℃开始分解；加热到290℃～300℃时分解剧烈，植物油、猪油、牛油分解温度较高（180℃～250℃），人造黄油、黄油分解温度较低（140℃～180℃）。烹调中应根据不同菜肴的加工需要，选择不同的油和确定不同的加热温度。例如，制作松鼠鱼等成形菜肴，应选择分解温度高的油，将油温加热到200℃以上，使菜肴迅速成型。一般烹制菜肴时将温度控制在150℃以下，这样既可以保证油的质量及菜肴的色、香、味、形，还可以防止高温产生有毒物质，影响人体健康。

❋ 油脂热氧化聚合

油在加热情况下与空气中的氧反应，会很快发生变化，直链形的脂肪酸聚到一起形成环状，使油的黏度增加，颜色变深，还会产生气泡附着在油炸食物表面。这些变化被称作油的热氧化聚合作用。

油发生热氧化聚合反应的程度与加热的温度、时间密切相关，加热的温度越高，黏度增加越急剧，开始出现泡的时间越早。火力越大，时间越长，氧化聚合越剧烈。温度达到300℃以上时，会产生多种聚合物，如己三烯环状单聚体、二聚体、三聚体和多聚体。其中环状单聚体被人体吸收，使人出现生理上的异常现象，对人体健康有害。烹调中要尽量减少这种变化的发生，因此不宜提倡带着火苗烹炒的做法。烹炸用油也不宜长时间反复使用。很少量的金属铁和铜，就能促使这个反应快速进行，所以油炸锅最好用不锈钢制品。如果使用铁锅，油炸食品后不要用力刷锅，因为油炸食物后铁锅上有了一层保护膜，留住这层膜，就可以减少这类反应的发生。氧气是使油发生热氧化聚合反应的重要原料，在烹调中要尽量减少油与氧气接触。采用密闭的油炸设备，也可以减少这个把反应的发生。

❋ 油在水煮加热时的变化

水煮加热时油在水中发生水解反应，生成甘油和容易被人体消化吸收的脂肪酸；还有一部分水解不完全，生成甘油二酯或甘油单酯，这些物质在烹调中还会继续发生变化。

在煮肉或吊汤时，如果水少肉多，加热过猛，使水剧烈沸腾并长时间加热，就会使肉汤产生不良气体。因为油在加热后很快水解，汤中高浓度的甘油二酯在沸腾的状态下聚合成有异味的物质，影响了肉汤的质量。因此煮肉汤时水不可以太少，厨师吊汤也总是以小火加热，以保证汤鲜味美。

油水解后产生的脂肪酸还可以与调料中的物质发生反应。如做肉时加入料酒（东坡肉的制作过程中多用黄酒，较少用水），用微火炖。在加热的过程中，汤中的脂肪酸与酒中的乙醇发生酯化反应，使肉味更香。

碳水化合物在烹调中的变化

碳水化合物广泛存在于动植物食品中，它是人类最主要、最经济的热量来源。在我国人民的膳食结构中，碳水化合物产生的热量占总热量的 60% ~ 70%，这就决定了碳水化合物是烹调中重要的食物原料（如米、面中的淀粉，调料中的蔗糖、饴糖以及各种调料用的淀粉）。碳水化合物在烹调过程中结构、性质以及营养素的变化，对于膳食的色、香、味、形及营养，起着十分重要的作用。

常见的双糖及其在烹调中的变化

烹调中常用的双糖有蔗糖和麦芽糖，它们在烹调和食品加工中有时单独使用，有时混合使用，各自发挥着不同的作用。

蔗糖在烹调中的变化

蔗糖是一种双糖，在酸或酶的作用下，可以转化为一分子葡萄糖和一分子果糖的混合物，这种混合物就称为转化糖。

制取转化糖最常用的办法是酸解法。在蔗糖溶液中加少量柠檬酸、磷酸，控制温度 80℃，反应 20 分钟，即可制得含量为 90% 的转化糖。转化糖不同于蔗糖，它的甜度是蔗糖的 1.3 倍。如果把蔗糖的甜度定为 100，转化糖的甜度即为 130。转化糖不仅甜度大，还具有类似蜂蜜的风味，利用转化糖制作出来的糕点，外观光洁，松软可口。转化糖不易结晶，制作拔丝菜肴时适当加一些酸，使蔗糖产生少量转化糖，不但可以增加出丝长度，还可以延长出丝时间。

蔗糖容易溶于水，习惯上把在一定温度和压力下，100 克水所能溶解的蔗糖的质量（克），叫作蔗糖在水中的溶解度。在压力一定时，蔗糖的溶解度随温度的升高而增大，随温度的降低而减少。

在一定的温度下，达到溶解度的糖水称为饱和溶液。当温度降低或水分蒸发时，溶液中糖的质量超过它的溶解度，这种溶液称为过饱和溶液。

当蔗糖溶液过饱和时，蔗糖分子则有秩序地排列在一起重新形成晶体（糖粒），这种现象称为蔗糖的再结晶。烹调中制作挂霜菜肴、挂霜糕点，就是利用蔗糖再结晶的原理。

制作挂霜菜肴和挂霜糕点，是制作甜菜和甜点的方法之一。步骤是先将蔗糖加水熬化，再将炸好的原料放入糖液中充分搅拌，取出待冷却后，食物表面即挂上一层白霜。这类食品的制作关键是掌握好糖和水的比例，糖的加入量要大大超过水的量。炸制的主料裹匀糖汁后缓慢离火，慢慢降温，使蔗糖结晶形成细微的小颗粒，这样"霜"的感觉更强。在挂霜的过程中，如果主料水分大，应挂糊再炸，因为蔗糖容易吸水，应避免蔗糖与水接触影响"霜"的形成。

在 150℃ ~ 200℃ 的高温下，蔗糖分子迅速失水缩合，变成一种可溶于水的、含有多种黑褐色的色素物质，并生成两类物质：一类是酱色的糖的脱水产物，是没有甜味的焦糖；另一类是它的裂解产物，为挥发性的醛、酮类物质。这类反应被称为蔗糖的焦糖化作用。烹调中常利用蔗糖的焦糖化原理烹制红烧类菜肴，制作糕点时利用其特性，改变糕点的色泽和风味，如月饼皮的制作。

烹调过程中，焦糖化作用要控制得当，才能使食物有悦人的色泽和风味，否则将影响菜肴的色、香、味、形。当蔗糖及其他碳水化合物与含有蛋白质的氨基化合物的食物一起烹调时，特别是当温度升高时，则发生羰氨反应。事实上，几乎所有的食物都含有羰基化合物或氨基化合物。所以羰氨反应在烹调加工中非常普遍。它能使食品生色增香。产生深褐色的类黑色素，引起食品颜色加深。如焙烤面包产生的金黄色；烤肉产生的棕红色，熏干产生的棕褐色，啤酒的黄褐色，酱油和熏醋的深褐色，都与食物的羰氨反应有关。

❈ 麦芽糖在烹调中的变化

麦芽糖包括结晶麦芽糖、无水不定型麦芽糖和粗制麦芽糖 3 种。烹调中常用的饴糖就是粗制麦芽糖。由于饴糖中含有糊精，糊精随着温度的升高而呈现不同的颜色。即浅黄—红黄—酱红—焦黑—炭化。北京烤鸭诱人的色泽就是利用饴糖的这一特性，烤鸭皮色呈酱红时，鸭子正好成熟。由于饴糖中的胶体水具有不易失去的特点，而且一旦失去水分，麦芽糖（饴糖）的糖皮软厚，增强了烤鸭皮质的酥脆程度。

麦芽糖的甜度为蔗糖的一半，而且价格便宜，与蔗糖混合食用，可以降低产品的成本。麦芽糖具有黏度高、流动性好的特点，用它制作萨琪玛、糖耳朵等点心，具有非常特殊的味道。

🥢 淀粉在烹调中的变化

淀粉主要存在于谷类食物中，占谷类食物的 62.2%～76.5%，占豆类食物的 22%～53.6%，是烹调中不可缺少的食物原料。

粮食中的淀粉以白色颗粒形式存在。各种粮食组成与结构不同，所含淀粉的颗粒形状和大小也不尽相同，食物中的淀粉在结构上可分为直链淀粉和支链淀粉。这两种淀粉在各种食物中的含量也不一样。

❀ 淀粉的糊化

纯净的淀粉是白色粉末状物质，不溶于冷水。由于直链淀粉的螺旋状结构，使它不容易与水作用。支链淀粉有许多分支，搭成了结构松散的骨架，水分子很容易渗透到它的结构空隙中，并与它紧密结合。所以，直链淀粉吸水性差，支链淀粉吸水性好。

将淀粉与水混合加热至 60℃～80℃时，淀粉颗粒吸水发生溶解膨胀现象，直链淀粉的螺旋结构伸展成直线型，从淀粉网络中逸出，分散成胶体溶液溶解于热水中。而支链淀粉并不溶于热水，只能在热水中膨胀，当体积增大到原来的几十倍至百倍时，由于过度膨胀，淀粉颗粒内部分离破裂，破碎的颗粒与水结合形成稳定的糊浆，这种变化叫作淀粉的糊化。直链淀粉形成的糊浆不稳定，冷却后即与水分离。支链淀粉形成的湖浆非常稳定，冷却后不与水分离。所以含支链淀粉的食物黏度大，例如糯米含 99% 的支链淀粉，就有很高的黏度，适合做年糕、汤圆等。绿豆含支链淀粉少，含直链淀粉多，这种淀粉糊化后有很好的胶黏性，冷却后则变成凝胶状。利用淀粉的这种糊化性质制成的绿豆粉丝、绿豆粉皮等食物，具有透明、光滑、不断条、不黏滞等特点，是烹调中很受欢迎的原料。

各种食物中淀粉的糊化温度范围

名称	糊化温度范围 （℃）	名称	糊化温度范围 （℃）
糯米	59 ~ 61	小麦	65 ~ 68
粳米	58 ~ 63	荞麦	69 ~ 71
大麦	58 ~ 63	玉米	64 ~ 72
马铃薯	59 ~ 67	甘薯	70 ~ 76

淀粉的糊化不是瞬间完成的，从开始糊化到完全糊化需要一定的时间，有一个温度变化的范围。例如马铃薯淀粉59℃时开始糊化，至67℃时完全糊化。

我们把淀粉开始形成糊状的最低温度称为淀粉的糊化温度，淀粉从开始糊化到完全糊化的温度范围叫作淀粉的糊化温度范围。所以，马铃薯的糊化温度范围是59℃~67℃。

淀粉糊化的原理广泛应用于烹调过程中，在面食制作过程中，面粉中所含的淀粉在常温下吸水率较低。在水温30℃时，淀粉只结合30%的水，基本处于颗粒状态，并不膨胀。在水温53℃以上时，淀粉的物理性质发生很显著的变化，即溶于水的淀粉将发生膨胀糊化。水温升到60℃以上时，淀粉的颗粒体积比常温下大几倍，吸水量增大，黏性增强，并大量溶于水中，成为黏度很高的溶胶。随着水温的升高，达到90℃以上时，黏度越来越大。比如热水烫面团，黏、柔、糯，还略带甜味，这是因为淀粉糊化后结构松弛，并水解成低聚糖，转化成容易消化吸收的淀粉。这种食物进入人体后，经口腔、胃、肠道，在多种酶的共同作用下，最终分解为葡萄糖被人体消化吸收。

上浆挂糊是烹调中改善菜肴感官性能、保持菜肴鲜嫩、提高菜肴滋味的一项技术措施。浆和糊的区别在于，浆较稀，用于爆和炒；糊较稠，用于炸和熘。无论是炸、熘，还是爆、炒，大多使用大火热油。如果鸡、鱼、肉等原料不经挂糊上浆，在大火热油中，水分会很快蒸发，原料中的香味和营养成分也随水分外溢，质地变老。如果将原料上浆挂糊后再加热，表面的淀粉发生糊化，就像为原料穿了一层外衣，立即凝成一层薄膜，使原料不能与高温油直接接触，油不易浸入原料内部，水分也不易蒸发，不仅能保持原料原有的质地，减少原料中营养素（尤其是维生素）在烹调过程中的损失，而且表面的糊浆色泽光润，形态饱满。

用于上浆挂糊的淀粉要求糊化速度快，有较好的黏度和透明度。马铃薯淀粉颗粒大、吸水力强、糊化温度低、黏度高、透明度好，最适宜做菜肴上浆挂糊的淀粉原料；而玉米淀粉颗粒小、糊化温度高、黏度和透明度也较差，不适宜做上浆挂糊的原料。

勾芡是烹调中为了使菜肴入味、增色，把芡汁浇在菜肴上的一种技法。勾芡的淀粉经过加热、糊化，形成糊浆，具有黏性，使汤汁与原料融为一体。用于勾芡的淀粉以绿豆淀粉为最好。

✿ 淀粉的老化

糊化了的淀粉在室温或低于室温的条件下慢慢冷却，经过一段时间，变得不透明，甚至凝结沉淀，这种现象称为淀粉的老化，俗称淀粉的返生。日常生活中凉的馒头、米饭放置时变硬、干缩，凉粉变得硬而不透明，都是淀粉老化的例子。

老化是糊化的逆过程，老化过程的实质是：在糊化过程中，已经溶解膨胀的淀粉分子重新排列组合，形成一种类似天然淀粉结构的物质。值得注意的是：淀粉老化的过程是不可逆的，比如生米煮成熟饭后，不可能再恢复成原来的生米。老化后的淀粉，不仅口感变差，消化吸收率也随之降低。

淀粉的老化首先与淀粉的组成密切相关，含直链淀粉多的淀粉易老化，不易糊化；含支链淀粉多的淀粉易糊化不易老化。玉米淀粉、小麦淀粉易老化，糯米淀粉老化速度缓慢。

食物中淀粉含水量30% ~ 60%时易老化，含水量小于10%时不易老化。面包含水30% ~ 40%、馒头含水44%、米饭含水60% ~ 70%，它们的含水量都在淀粉易发生老化反应的范围内，冷却后容易发生返生现象。

食物的贮存温度也与淀粉老化的速度有关。一般淀粉变性老化最适宜的温度是2℃ ~ 10℃，贮存温度高于60℃或低于 -20℃时，都不会发生淀粉的老化现象。

正常的食品生产和烹调，都不希望淀粉老化，因此人们研制出许多阻止和延缓淀粉老化的办法。例如向淀粉中添加糖、盐、蛋白质、脂肪、抗老化剂，

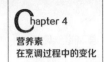
以及为适应食品工业生产的需要，用各种工业方法制出的性能不同的多种改性淀粉。这些改性淀粉的出现，也为烹调事业的发展提供了新型的原料。

烹调中加热的方法，能使食品中老化的淀粉发生一些逆转，这是由于热量加上水的润滑作用，使淀粉分子产生热运动，使部分已老化的淀粉恢复成无定型结构。这种无定型结构较松散，所以能使食品变软些。但是加热绝不能使已老化的淀粉恢复成原来的状态。

烹调中还采用降低水分含量和低温贮藏淀粉制品的办法，延缓和阻止淀粉的老化。需贮存的馒头、面包、凉粉、米饭等，不宜存放在冰箱保鲜室。因为保鲜室的温度恰好是淀粉变性老化最适宜的温度。最好是把它们放入冷冻室速冻起来，就可以阻止这些食品中淀粉的老化，使之仍保持糊化后的状态。加热后再食用口感如初，馨香松软。食品工业中将刚刚糊化的淀粉迅速骤冷脱水，或在80℃以上迅速脱水制作方便面、方便粥，这种食品吃时再复水，贮存时不会发生老化现象。

利用淀粉加热糊化、冷却又老化的原理，可制作粉丝、粉皮、龙虾片等食品。选用含直链淀粉多的绿豆淀粉，糊化后使它在4℃左右冷却，促使老化发生。老化后随即干燥，就可制得成品。

烹调和食品加工中的维生素

在烹调和食品加工过程中，一般脂溶性的维生素保存率较高，水溶性的维生素损失较大。因此，应千方百计保存食品原料中的维生素，提高它的吸收率，以满足人体的需要。

维生素 C 在烹调和食品加工中的变化

维生素 C 是一种极不稳定的维生素，它易溶于水，在加热或碱性条件下都会遭到破坏，也极易被空气中的氧破坏，被照射在食品原料表面的日光分解。因此，在烹调和食品加工中，维生素 C 是最容易被破坏的一种维生素。

采用什么样的烹调方法，能使维生素 C 不被破坏呢？

高温蒸汽驱逐氧气

维生素 C 与氧气的反应受温度的影响较大。实验证明：在温度为 88℃～94℃的范围内，氧气破坏维生素 C 的速度随温度的升高而加快；当继续升温到 100℃时，水沸腾，反应停止。这里很重要的原因是由于水蒸气的蒸腾驱逐了原料周围的氧气。在用压榨法生产番茄酱罐头的过程中，完全排除空气，就能使西红柿中的维生素 C 不被破坏。因此，在烹调和食品加工中，要尽量避免维生素 C 与氧接触。比如菜要现炒现切，避免断面的维生素 C 被空气中的氧破坏。

高温钝化维生素 C 分解酶

蔬菜水果中，含有一种能分解维生素 C 的物质，叫作维生素 C 分解酶。

这种物质在 60℃ ~ 80℃ 时分解维生素 C 的能力最强，95℃ 以上被钝化，沸水中完全失去分解分解维生素 C 的能力。常常见到厨师用热水焯菜时，水还没有开就把菜放进去，或者水虽然开了，一下子加菜太多，使菜和水混合体系的温度骤然下降，此时体系的温度恰好在 60℃ ~ 80℃ 之间，然后逐渐升温，这样焯的菜维生素 C 破坏很多。如果在烹调中尽快使菜肴温度上升到 95℃ 以上，就可以迅速钝化维生素 C 分解酶，使维生素 C 少受损失。因此烹调中提倡蔬菜要急火快炒，高温热烫。

❋ 减少溶解

在食品加工和烹调过程中，维生素 C 更大的损失来自于洗涤和热烫过程中的溶解和沥滤。因此，科学的烹调方法提倡含草酸少的菜用以下的方法制作：

用蒸汽热烫代替沸水焯烫： 此法避免由于热水焯烫和沥滤过程，维生素 C 溶解于水造成损失。这里应注意一定要等锅烧开，水蒸气充足时再向锅屉上放菜，迅速盖上锅盖。蒸前先用料酒将菜拌一下，防止叶绿素脱镁变黄。

做菜时先洗后切，不浸泡，不挤汁： 做菜馅时，为避免菜馅出现流汁，许多食堂和家庭都要在蔬菜与肉等混合搅拌前将蔬菜挤去菜汁。这样就把大部分的维生素 C 挤掉了，也使许多溶于水的其他营养素受到损失。可以在做馅时不挤菜汁，又不出汤，具体做法如下：如果用菜拌肉，即把肉馅中加好调料后，将要加的菜分几次加进去，每次加菜后充分搅拌，把菜的流汁搅到肉中去，最好加味精调匀。如果做素馅，可以在拌馅前，将菜切碎加适量熟油调拌，把菜的外层用油包住，形成一个保护层。然后，再加各种原料及调味料拌匀。这样做出的馅菜鲜肉嫩。

做菜时挂糊勾芡： 热炒的菜加盐或糖，马上出现汤汁。用淀粉勾芡，使菜汁包到菜上，可以减少维生素 C 的损失。许多蔬菜挂糊再炸，也可以起到这种作用。例如，春季饭桌上家家都会出现几次香椿芽，将香椿嫩叶带梗挂糊油炸，熟后似鱼状，俗称香椿鱼，香馨诱人。将菜花挂糊后拍上面包渣炸至金黄色，熟后外形似鸡腿，外焦里嫩。

绝氧焯烫： 有些食物原料，必须用热水焯烫的办法，除去其中的有害物质。例如菠菜、苋菜，在食用前必须用热水焯烫沥滤，以除去其中的草酸。为保护维生素 C，建议在焯烫时用绝氧焯烫法。具体方法是：锅中加水要多，加至距锅沿 2/3 处。水烧至滚沸再向其中加菜。注意使水温足以钝化维生素 C 分解酶和从水中逐出氧气。每次加菜要适量，以水能没过蔬菜为准，操作时尽快将菜按入水中，使菜在水的液面之下，造成近似绝氧的环境。向水中加点油或料酒，这样一方面可以提高滚沸时的水温，另一方面可以保护蔬菜细胞不被破坏，保护蔬菜中的叶绿素不致脱镁变黄。这样烫出的菜，色泽翠绿，维生素 C 保存 70% 以上。我们把这种方法命名为绝氧焯烫。

加醋： 维生素 C 喜酸怕碱，烹调中加点醋，可以保护其中的维生素 C。

维生素 B_1 在烹调和食品加工中的变化

维生素 B_1 易溶于水，它在酸性环境下稳定，遇碱便被破坏。原料中的维生素 B_1 分解酶和烹调中的加热条件等，都会影响食物中维生素 B_1 的保存率。因此在烹调和食品加工中，必须选择合适的加工方法，尽可能少地减少维生素 B_1 的损失。

汁液回收

维生素 B_1 易溶于水，例如在做米饭时，如果吃捞饭，则维生素 B_1 大部分溶解在米汤中，如果将米汤弃之不用，维生素 B_1 损失掉 70%～80%（而蒸饭维生素 B_1 仅损失 10%）。烹调中，加水能使原料中的维生素 B_1 沥滤到汁液中，把这些汁液回收利用，可以大大增加人体对维生素 B_1 的摄取，对青少年的生长发育是有好处的。

烹调中尽量不用碱

维生素 B_1 怕碱，在烹调和食品加工中应尽量不用碱。熬粥、煮豆、蒸馒头时，加碱可以使大部分的维生素 B_1 破坏掉。实验测定，市售油条的维生素 B_1 的含量为 0，这与油条在和面时加碱有很大关系。许多厨师在做扁豆时，先用碱水煮熟再烹制，这是不科学的烹调方法。科学的烹调方法提倡熬粥、煮豆、蒸馒头时不放碱；提倡蒸馒头时用酵母发面，待面发至恰到好处时，便揉制成形上笼蒸熟。用微火焖扁豆，既可以减少维生素 B_1 的损失，又可以防止扁豆不熟引起食物中毒。

发酵提高维生素 B_1 的含量

蒸馒头、做面包时用酵母发酵，酵母菌有合成维生素 B_1 的作用。酵母中维生素 B_1 含量很高，可以通过发酵过程提高面团中维生素 B_1 的含量。在发酵过程中，其他 B 族维生素的含量也有提高。

❋ 维生素 B$_1$ 分解酶的作用

食物中特别是鱼中，含有一种维生素 B$_1$ 分解酶，它不仅存在于鱼肉中，也存在于鱼的腔肠和鱼体表面。一般鱼中的维生素 B$_1$ 分解酶在煮沸时即被钝化，不会影响混合食物中维生素 B$_1$ 的吸收。而鲤鱼中的维生素 B$_1$ 分解酶对热稳定，加热也不被破坏，所以经常吃鲤鱼的人要注意补充维生素 B$_1$，吃鲤鱼的同时要多吃些含维生素 B$_1$ 丰富的食物，以满足混合食物中维生素 B$_1$ 的含量。鱼制品厂的工人也应注意补充维生素 B$_1$。

❦ 维生素 A 等脂溶性维生素在烹调和食品加工过程中的变化

脂溶性的维生素如维生素 A、维生素 D、维生素 E、维生素 K，只能溶解于脂肪中。一般食品原料用水冲洗或用水煮熟，都不会使它们受到损失。如果用油烹制菜肴，或在做凉菜时加点油，不但可以增加菜肴的香味，还能提高人体对食物中所含维生素 A、维生素 D、维生素 E、维生素 K 的吸收。

由于这些维生素溶解于油中，如果烹调中油发生了热氧化、热分解，维生素 A、维生素 D、维生素 E、维生素 K 也会随之发生氧化反应，使维生素受到破坏。特别是烹调中使用酸败的油脂，会使维生素 E 的损失达到 70%～90%。即使是很轻度的油脂酸败，对维生素 E 的破坏作用也相当明显。

❦ 如何减少维生素在烹调中的损失

在各种维生素中，损失的程度是：维生素 C> 维生素 B$_1$> 维生素 B$_2$> 其他 B 族维生素 > 维生素 A> 维生素 K> 维生素 E> 维生素 D。水溶性维生素比脂溶性维生素更易损失。

各种维生素损失的方式有：溶解损失，也就是水溶性维生素溶于水而损失，脂溶性维生素溶于油而损失；受热损失，主要是维生素 B$_1$、维生素 E；氧化损失，主要是维生素 A、维生素 E、维生素 K、维生素 B$_{12}$；加碱损失，主要是维生素 K、维生素 B$_1$、维生素 C。

防止维生素损失的具体措施有：

合理洗涤。 蔬菜要先洗后切，洗涤次数适当，尽量减少在水中浸泡。

妥善切制。 现烹现切，防止氧化损失；切料大小适度，控制氧化面积；切配数量准确，用多少切多少。

沸水烫料。 要火大水沸，减少受热时间，高温钝化维生素 C 分解酶；放料数量要适当，防止水温下降太快；掌握焯水时间，适时出锅动作迅速。

控制火候。 油温适度（过油、走红、油炸制熟，适时投料）；大火快炒；及时出锅。

上浆挂糊。 这样可以防止原料中营养素和水分外溢；减少原料受热过度而造成营养素损失；避免营养素（维生素）与空气接触，造成氧化损失。

勾芡保护。 淀粉中的谷胱甘肽的硫氢基，具有防止维生素 C 氧化，起保护作用，防止各种菜汁损失。

适当加酶。 这样可以保护维生素 B_1、维生素 E，促进钙的溶解和吸收。

控制用碱。 碱多会促进维生素、矿物质大量损失。

适量用油。 热菜、凉菜均用油，可增加脂溶性维生素的吸收。

酵母发酵。 这样可增加面团中的 B 族维生素，提高对营养素的消化吸收。

科学烹饪。 捞饭比蒸饭损失大，捞饭 B 族维生素损失 70%，蒸饭 B 族维生素损失 10%；蒸烙方法比煮炸方法的维生素损失量少。

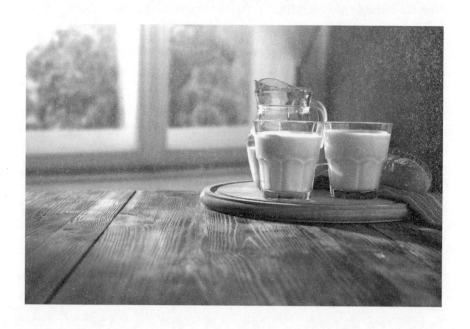

烹调和食品加工过程中的矿物质

人体所含化学元素，除碳、氢、氧、氮以生物体的形式出现外，其他多数化学元素是以矿物质的形式存在于人体中。这些成分占人体总量的 4%～5%。人体中的矿物质，一部分来自动植物食品，一部分来自饮水、食盐及少量食品添加剂。矿物质是人体不可缺少的营养成分，还在烹调和食品加工中对食品的性状产生一定的影响，而厨师在烹调中科学地操作，又可以使它对人体的营养作用最大化。

矿物质在烹调中的作用

矿物质对食品的感官性状影响很大。在烹调中，可以利用它的某些性质来改变食品的性状。

矿物质可以调控蛋白质的凝固现象

在食物中加入含有钙或镁的矿物质，可以降低蛋白质凝固的温度。例如：向稀豆浆中加入氯化钠、氯化镁、硫酸钙等，豆浆中的蛋白质很快凝固。这是因为矿物质中的钙和镁可以与食物中的蛋白质结合，像桥一样把分开的蛋白质链连接在一起形成网状结构。用大豆制豆腐和豆制品，就是利用这个原理。如果向牛奶中加入钙和镁，也可以使牛奶发生凝固，制成奶豆腐。少量添加钙和镁，可以使牛奶变稠。

向食物中加另一类型的矿物质可以阻止蛋白质加热凝固。如在鲜牛奶中加入磷酸盐、碳酸钠、柠檬酸钠，可以提高奶中蛋白质的稳定性，防止牛奶加热凝固。

❀ 矿物质可以使肉嫩化

肉的嫩度与肌肉细胞组织含钙量有关。当肌肉细胞含钙量减少时，肌肉发生收缩，肌肉中的水分自细胞中脱出，钙与水和多种可溶解的营养成分汇集一起形成肉的流汁。如果向肉制品中添加一些矿物质如聚磷酸盐，它能将钙固定在肌肉细胞中，减少了钙的流失，也就保持了钙的持水性。

肉中的钙离子到达一定浓度，就可以激活肉中的一种能水解蛋白质的物质——钙离子激活蛋白酶。这种酶水解蛋白质时产生一种特殊的物质，也能使肉变嫩。因此可以说，钙的浓度加大可以使肉的嫩度增加。

❀ 矿物质可以使果蔬变脆

在制作水果罐头时，向其中加一点钙盐，可以使罐头中的果肉甜脆可口。如果在泡菜或腌菜时加一点钙盐，也可以使成熟的蔬菜变脆。这是因为钙能与果蔬中的果胶酸作用生成果胶酸钙，能起到使细胞互相连接的作用，使蔬菜水果的细胞结构更加坚固，因而提高了蔬菜水果的脆性。

❀ 矿物质可以软化果蔬组织

蔬菜加热时加入氯化钠，蔬菜组织很快变软，这是因为蔬菜中的果胶酸与钠形成了可溶于水的果胶酸钠，降低了细胞间的连接作用，细胞壁变软。

🌿矿物质在烹调中的变化

经过烹调和食品加工后，原料中矿物质将发生多种变化。由于烹调方法和加工条件的不同，矿物质在食品中的保存量及在人体中的吸收率也不一样。

❀ 钙、铁、锌在烹调中的变化

不同的加工方法可以使原料中的矿物质发生不同的变化。如用水焯烫菠菜，钙由焯烫前的 2.2% 变为烫后的 2.3%，不仅没有损失，而且略有增加。但由于焯烫沥滤的作用，铁和锌受到较大的损失。铁损失 48%，锌损失 40%。因此，要选用合适的烹调方法，提高钙、铁、锌在食品中的保留和在人体中的利用率。

❈ 控制烹调中影响钙、铁、锌吸收的因素

（1）消除植酸的影响

凡是植物性的食物原料，都含有一种叫作植酸的物质，它可以和混合食物中的钙、铁、锌反应，生成不溶于水的物质，因而降低食物中的钙、铁、锌在人体中的吸收率。烹调中必须想办法破坏这种物质或设法抵消它的影响。

在烹调和食品加工过程中，用发酵的方法可以破坏食物原料中的植酸。在面点制作过程中，将面团发酵，发酵过程中产生乳酸、碳酸、醋酸，可以破坏面粉中的植酸分解。如果向发酵过的面团中加入钙盐的粉末，有利于人体对钙的吸收。

（2）做肉时不用水焯

在煮肉烧菜时，一般都要先把肉用水焯一遍，把第一遍煮肉的水倒掉，捞出来的肉再按菜肴的烹制顺序制作。其实，这是一种不合理的烹调方法。倒掉的煮肉水中含有许多水溶性的 B 族维生素和蛋白质，肉中的铁和锌也会随水倒掉许多。做红烧肉正确的做法是：先把整块肉洗净切成小块，切后不再洗，以保护易溶于水的维生素、矿物质和蛋白质。锅中放少量油和适量白糖，边搅边加热至锅中的糖融化并开始出现棕色时，将切好的肉料倒入锅中煸炒，大火炒至锅中汤汁消失，呈油煸肉状，肉块逐步呈现出红烧肉诱人的色泽时，略加一点醋，加大量料酒及调味料，转微火焖，炖 2 ~ 2.5 小时。这样做有利于保护肉中的营养成分不受损失，特别是铁和锌损失较小。

（3）防止矿物质的流失

谷物加工精度越高，淘米次数越多，矿物质损失越多；水浸时间越长，水温越高，损失越多；煮饭蒸饭不会损失，捞饭时大量的矿物质溶于米汤中。

烫、煮、蒸、水浸蔬菜时，矿物质流失较多；豆角在浸泡和炖煮时，钾、镁、磷、铁损失较多；叶菜炖煮时，钙、磷损失较多。浸泡海带时碘溶出很多。沏茶或煮茶溶出率最高的钾，其次是磷、锌、铁，溶出率最低的是钙。

（4）酸性介质可提高多种无机盐的利用率

矿物质处于溶解状态或分散状态才能被人体吸收利用；金属离子在酸性条件下较易分散；烹调用醋可提高钙、铁的利用率，多数金属的乳酸盐、氨基酸盐利用率也较高。所以含蛋白丰富，乳酸较多的食品矿物质的利用率也高。

（5）调节食物中无机元素比例

钙磷比、铁锌比、锌铜比是烹调中很重要的一个方面。例如鳕鱼，含蛋白质 20.4%、脂肪 0.5%，它的多不饱和脂肪酸含量很高。但它含磷高，含钙低。鳕鱼本身的钙磷比例为 1：5.5，如果配上含钙高的豆腐，就能制成很好的保健菜肴。我国东北有道家常菜叫鳕鱼炖豆腐，就是把鳕鱼与豆腐（最好是冻豆腐）放在一起红烧或清炖，多加些汤，用微火长时间炖至豆腐呈蜂窝状入味。这道菜营养价值很高，吃后真有一种"豆腐鱼肉赛燕窝"的感觉。

（6）烹调器具中矿物质的溶出

铁锅： 除含铁之外，还有锰。新锅与旧锅，煮沸时间长短不一，铁的溶出量差别很大。旧锅，煮沸时间长，铁的溶出量明显增多，在酸性和食盐水的条件下铁的溶出量更多，是人体铁的很好来源。

铝锅： 铝锅中铝的溶出量与铁锅相似，旧锅比新锅溶出量大，煮沸时间长，溶出量大，在碱性条件下比在酸性条件下溶出量大。同时还有铅、锌溶出。

搪瓷锅： 釉料中含铅，在煮酸性食品时，劣质搪瓷锅会有微量的铅溶出。

铜锅： 铜锅作为火锅仍很普遍，在酸性条件下铜的溶出量相当多，人体摄入过多的铜会影响健康，最好不要使用铜制炊具。

烹调中的水

水是人体重要的组成部分，又是烹调和食品加工的主要原料。人对水的摄取，一方面来自饮水，另一方面来自日常所吃的食物。

所有的食物几乎都含有水，只是因为食物的种类、贮存条件、加工方法等不同，水分含量也不一样。食物中的水有两种类型，一种是与蛋白质、脂肪、碳水化合物等结合在一起的水，称为结合水；另一种是在动植物组织或食品中能自由流动的水，称为自由水。

在烹调和食品加工过程中，除食物本身的水外，最大量使用的是自然界中的水。这类水中含有钙、镁等矿物质，对水质影响很大。通常将水中含有钙、镁等矿物质的总含量叫作水的硬度。烹调和食品加工的用水要清澈透明，无色无味，具有一定的硬度。因为太软的水会影响人体对无机盐的吸收，太硬的水会影响食品加工和食品风味。而水在烹调和食品加工中的作用和变化，又与它的性质密切相关。

水在烹调和食品加工中的作用

风味之本，以水为始。水在烹调和食品加工中起着非常重要的作用。

溶解作用

（1）综合风味

水作为溶剂，在烹调和食品加工过程中可以溶解许多物质，这些物质包括营养物质、呈味物质以及有异味或有害的物质等。因此，它对食物中的许多呈味物质有综合作用。例如在鱼、肉的烹制过程中，许多呈味物质溶解于水，使鱼、肉的汤呈现鲜香的风味。在制作椒麻鸡时，先将花椒、大葱用水加盐浸泡，泡好的水沥滤后浇在摆好盘的鸡肉上，吃时鲜、麻、香、辣俱全。水起到了综合风味的作用。

（2）参与反应

离开了水，厨师做不出美味佳肴，烧、炖、煮、扒等各种烹调技法都需要添加汤水。烹调中原料的熟制过程，如肉的熟制、淀粉的糊化、面团的发酵，都需要适宜的水和温度。水在这些变化中参与其中的反应，如炖肉过程中，蛋白质、脂肪等需要有水参与反应才能水解生成氨基酸或脂肪酸。水使原料去腥呈香，增加风味，转生为熟。

（3）去毒除害

利用热水焯烫或冷水浸泡的方法，可以除去食物中有异味或有害的物质。例如小葱中含有较多的草酸，用来拌豆腐前先用冷水浸泡一会儿，可以除去大部分有害的草酸。鲜黄花菜中含有秋水仙碱，食后会造成食物中毒，将它在水中浸泡 2 小时以上或用开水焯一下，挤去水分，就可以除去有毒成分。

（4）回收汤汁

由于水的溶解性，可以使许多有益的物质在烹调和食品加工中受到损失。例如，烹制含易溶于水的维生素 C 和 B 族维生素丰富的菜肴时，一定要先洗后切，防止维生素溶解在水中，随洗涤用水一起流失掉。肉切好后，也不能再用热水洗涤或浸泡，更不能用水焯，防止易溶于水的风味物质流失。泡香菇的水不要倒掉，用于做汤或添加在菜中，香菇的营养成分可以少受损失。

（5）适量为宜

水在烹调和食品加工中的用量要根据原料的质地、加工方法和菜肴面点的要求合理加水。不适当的加水做不出好的成品，如煮粥要一次性把水加够，米和水的比例约 1：10，不要在煮粥的过程中边煮边添加水，这是因为粥在熬煮的过程中，淀粉逐步糊化，形成淀粉糊胶体。如果再向其中添水，就会打破淀粉凝胶的结构，使粥变"懈"。煮肉皮冻时，如果水多了，不能形成坚实的冻；水少了又会因反应过度而焦糊，产生带异味的有害物质，使皮冻不能食用。

❈ 润胀作用

食物中的许多物质都可以吸水发生润胀，引起体积增大。例如黑木耳中的糖和蛋白质吸水润胀，使木耳体积增大到原来的几倍。许多干货在烹调前都需要发制，如银耳、海参、鱿鱼等。水使这些原料中的物质润胀后变成松软、嫩滑状态，变得容易受热、酸、碱、酶的作用。

水的润胀作用对米面的加工也很重要。做米饭时，将米浸泡后再加热，米饭易熟而且质量好。黄豆加工前，用水浸泡体积增大，不仅易于烹调，也容易被消化吸收。

❀ 导热作用

水的沸点低、易蒸发、渗透力强、黏性小、流动性大、传热快，是烹调和食品加工中理想的导热介质。水以对流的形式传递热量。水的导热方式分为液体水导热和水蒸气导热两种。

（1）液体水导热

水储存能量的本领很大，所以在用水煮制食品时，容易保持恒定的、较高的温度。制成的菜肴不随环境温度的变化而变化。

在一个大气压约 100 千帕的条件下，水在 100℃时沸腾汽化。如果压力增高，沸点也上升；压力下降，沸点也下降。在烹调和食品加工中，常常采用调整压力的方法，使原料在适宜的温度下加工。如在浓缩牛奶、果汁时，用减压低温方法，使其中的水分在低于 100℃时就能蒸发掉，在较少损失其中的营养的同时，达到浓缩的目的。

有些不易煮熟的原料，用高压锅增加压力，提高温度，可以缩短烹调时间。如动物的筋、皮、蹄、骨等，都可以用加压烹调的方法来烹制。

（2）水蒸气导热

将水汽化后，用水蒸气传导热量将食物熟制的方法叫蒸。在加大压力的情况下，水蒸气的温度可以达 120℃，所以蒸比煮的温度高，加工时间短。用蒸的方法制作的菜肴，营养成分损失小，口味清淡鲜嫩。烹调中很多花色菜，造型后用蒸的方法熟制，可以保持原汁、原味、原型。

在蒸制菜肴或面点时，水保持沸腾状态，原料上下均匀地处于 100℃左右的温度下加热成熟。例如，清蒸狮子头，就是将做好的生肉丸子在碗内摆好，然后盖上菜叶，不加汤水，上笼蒸熟。由于脂肪的浸出，水蒸气不断冷凝，成熟后菜肴鲜嫩，汤汁清亮味美。

在各种烹调方法中，水的各种作用不是截然分开的，而是同时存在，共同发挥作用。

水在烹调中的变化

脱水作用

烹调和食品加工中还常常需要使原料失水而达到保鲜和食品加工的目的。

（1）脱水上色

烹调和食品加工中，常用烙、烤、炸等方法使食物原料成熟，脱水上色。这些加工过程中，原料先失去本身含有的自由水，然后再失去原料内部的结合水，使原料表面形成较干燥硬壮的坯料，再继续加热，就会在原料表面形成一层悦目的色泽和一层硬壳，如烙饼、烧烤饼及食品加工中饼干的熟制。

（2）脱水保鲜

在有水分存在的条件下，大多数微生物可以生长繁殖，微生物在有水分的条件下得到的营养会很快使食物腐烂变质。

为了防止食品腐烂变质，常常将食品进行干燥处理，如晒、烘、熏、风干等。使原料失去部分自由水，降低原料中的含水量，让它保持在3%～25%之间（如夏粮的晒、风干和南方老百姓制作笋干），这样就阻止了微生物的生长繁殖，延长了原料的保存期。

人们还常用盐渍或糖渍的办法，使微生物细胞脱水，微生物处于假死的生理状态，或者使微生物死亡，从而达到食品防腐的目的。

冷冻保鲜，急冻缓解

目前最常用的食物保鲜办法是低温冷冻。一般的食堂和家庭都使用冰箱或冰柜贮存食物。为保护食物的营养成分不受损失，提倡急冻缓解的办法。急冻就是速冻，就是把原料置于 -20℃以下的低温环境中，使其迅速冻结。这样冷冻对原料组织破坏小，解冻融化后，水仍能保留在原料细胞内部。解冻时要采用缓解的办法，使原料中的结冰慢慢融化，并基本上全部渗透到原料组织中去，所以能基本保持食物原有的营养和风味。

解冻时应注意：对肉类，要在使用前提前从冰柜中取出，利用空气解冻法自然解冻。用自来水冲洗解冻，虽然解冻时间短，但对营养成分损失较大。更不能用热水或加热解冻，那样会使更多的营养素受到损失。

❀ 蔬菜、水果防"冻害"

在低温下，可以有效地抑制微生物的活动能力，防止食品腐烂变质。但有些食品不宜低温冷冻，否则会因产生冻害而失去食用价值。所谓冻害，指的是含水量较多的食物因贮于温度过低的条件下，食物中的水结成冰而使食物的细胞结构被破坏，从而造成食物的伤害。蔬菜、水果容易受到冻害。例如我国北方冬天贮藏大白菜，如果保管不当，就会受到冻害，叶子由于冰晶的形成而发脆、发硬。受冻严重的大白菜由于失水过多而引起蛋白质变性，失去食用价值。为了防止冻害的发生，对蔬菜、水果应进行保鲜贮存。

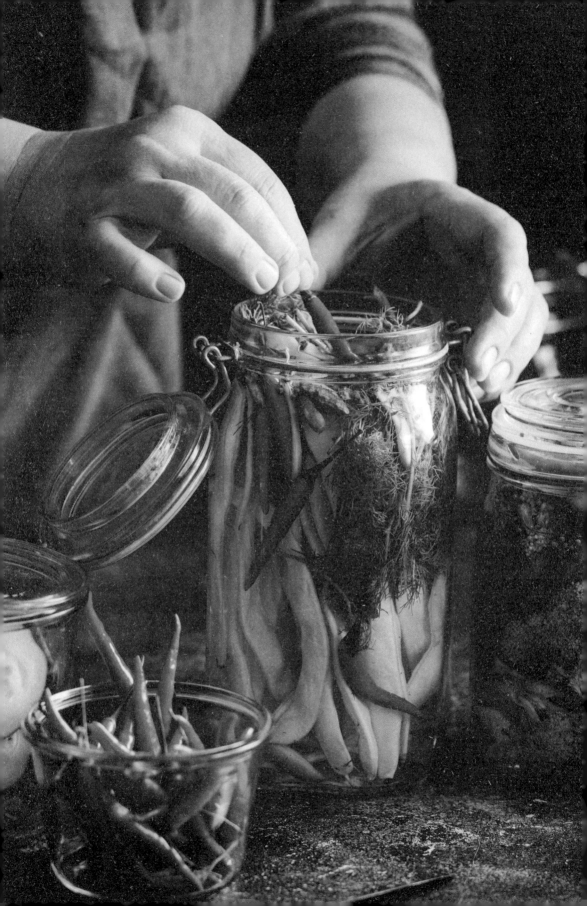

Chapter5

烹调的食品卫生

　　不同种类的食品，有着不同的食品卫生问题，在这一节，我们将从两方面来关注与解决。首先是烹调前的卫生，如粮谷类食物的主要问题是防止贮藏过程中发生霉变，动物性食物的主要问题是防止沙门菌的污染，以免被人食用后生食物中毒……其次是烹调过程中的卫生，比如在烹制鱼肉类食物时，不仅要注意防止寄生虫污染，还要防止烧焦烤煳。

粮谷类食物在烹调前的卫生

贮存粮食较多的餐饮业，应当按照《食品卫生法》所要求的条件，做好粮储工作。

烹调前粮谷类食物的主要卫生问题，是防止贮藏过程中发生霉变。而引起霉变的原因则主要是微生物的污染，如受霉菌、细菌、酵母菌的污染。尤应引起注意的是黄曲霉素的污染。黄曲霉素耐热力很强，在280℃时才能被破坏。一旦粮食被黄曲霉素污染，在通常烹调加工温度下是不能被破坏的。

为了防止粮谷类食物被微生物污染及发热霉变，主要措施是在贮藏时控制环境的温、湿度，并降低粮谷本身的水分于规定范围之内。如稻谷、麦子含水量应≤13%，玉米含水量应≤12.5%，花生含水量应≤8%。在夏季粮谷类食物常容易发生吸湿返鲜、生虫、发热霉变的情况，这是日常生活中经常遇到的事情。家庭可采用密闭贮存保管法贮存粮谷类食物，将新鲜、干燥的粮谷类（大米、面等）食物贮存在肚子大口小的缸坛中，用棉絮做成较厚的软盖压封，存放在阴凉、通风、干燥的地方。如贮存保管得当，一般可安全过夏。

注意，不宜用塑料薄膜袋装大米、面过夏。因为塑料薄膜壁薄，传热快，很难达到良好的密封效果，有时还会结露，不但不能安全贮存，保管粮谷类食物，反而易发生霉变、生虫，并带有"哈啦味"，失去其食用及营养价值。

动物性食物在烹调前的卫生

病畜肉里常常带有大量沙门菌，人吃了很容易发生食物中毒。为了保障人民的身体健康，国家明确规定：病死、毒死或死因不明的畜禽，一律不得食用。

🌿 畜禽类

在采购肉类食物时，一定要购买新鲜肉而不要买病死肉。因病畜肠道内的细菌很容易经血液流到全身组织，一旦死后，细菌和病毒就会在体内大量繁殖。特别是得传染病而死的牲畜，它的血里、肉里都含有大量的病菌和毒素，如炭疽杆菌、结核杆菌、口蹄疫病毒等。人吃了这种死牲畜肉就可能得相应的传染病。例如，病畜肉里常常带有大量沙门菌，人吃了很容易发生沙门菌食物中毒。为了保障人民的身体健康，国家明确规定：因病死、毒死或死因不明的畜禽，一律不得食用。

为了保鲜抑菌，长期保存动物性食物，常采用冷冻的方法来贮存这种食物。为保证冷冻肉的口味鲜美，要做到快速冷冻，缓慢解冻。肉类在冷冻的过程中，其组织细胞内液与细胞外液迅速冷冻成冰，成为肉纤维及细胞间的结晶体，不致渗出来，所以，速冻肉比非速冻肉味道鲜美。冷冻肉的解冻和速冻在进行过程中是两个相反的传热方向。其解冻速度要比冷冻缓慢，因为肉中心的冰块存在，要花费更多的时间才能完全解冻，使其基本上恢复鲜肉的性状。

在解冻冷冻肉时，一般可将冷冻室内的肉类先放在冷藏室内数小时，使其慢慢解冻，这样，肉的细胞与细胞间那些汁液冰晶慢慢溶化，有充分的时间让它逐渐渗回组织内，肉就能恢复到鲜时的状态，其味道便可同鲜肉一样美。

万不可在热水中或高温中使速冻肉迅速解冻。因为肉细胞间及肉纤维间结成冰的美味肉汁及可溶性物质会流失，并溶化成液体，迅速流到肉组织外面而失去，这样的肉烹调后就如同烫老的肉差不多，既乏味，又不嫩滑，还极易受微生物的污染。另外，肉类用热水泡洗、快速解冻后，常会生成一种称为丙醛的物质，这是一种致癌物。

一经解冻的速冻食品，如肉、鱼、鸡、蛋等，要尽快加工食用，不宜再存放。因为解冻肉组织破损，肉汁外渗，要比新鲜肉易于受细菌、酶及氧化作用等因素的影响，故在解冻之后即应加工食用。如果再经冷冻且存放时间过长，鱼、肉、鸡、鸭中的细菌和酶的活力恢复，并很快繁殖，分解蛋白质引起变质，同时还能产生有毒的组胺类物质，人吃了会引起食物中毒。

腌渍也是保存食物、增加风味的一种手段。通过提高渗透压，使食品中水分析出，造成细胞内水分渗透到细胞外液中，发生细胞质壁分离，原生质收缩，从而达到抑制或杀死细菌等微生物的目的。腌渍中的卫生问题主要是控制亚硝基化合物的产生。腌渍咸肉、腊肉、腊肠、咸鱼、干鱼等制品时，所采用佐料中的胡椒和辣椒粉等香料应与盐分开包装，不要事先混合，应随用随混合。因为佐料中常混有杂质硝酸盐，在适宜条件下可合成亚硝酸，这种物质对人体有害。腌渍过的咸肉最好是采用蒸、煮的方法烹调后再食用。因为腌渍肉制品中往往含有大量的非致癌的亚硝基脯氨酸，若经煎或炸后，即可失去羧基，并转化为致癌的亚硝胺。试验证明：维生素 C、维生素 E 以及富含维生素 C 的新鲜水果和蔬菜能阻断亚硝基化合物的形成。所以，在食用腌渍品的同时，应多吃些维生素 C、维生素 E 以及富含维生素 C、维生素 E 的蔬菜和新鲜水果。

🌾 鱼虾类

鱼虾类的保存最好是鲜活保存。即直接在干净水中养活，并在活的状态下杀死，立即烹食最为理想。这样可保持色鲜、味美、肉质细嫩，营养丰富、易于人体吸收。

鱼虾死后，应尽快食用或处理。鱼体表面、鳃和内脏藏细菌很多，并且极易腐烂，一旦死后，体内组织酶活动较强，是细菌繁殖的良好培养基。细菌穿透鳃和脊柱边的大血管，沿血管很快伸向肌肉组织。鱼的脂肪又为不饱和脂肪酸所组成，易于变质，所以鱼死后最好尽快去鳞、鳃，立即取出内脏，及时冷冻保存，以抑制组织酶和微生物的作用。

鱼在冷冻保存时，注意不要存放太久。一般家用电冰箱的冷冻温度为 -15℃，最低只能达到 -20℃。在冷冻温度未达到 -30℃以下时，鱼体组织中的细菌仍能繁殖。长时间冷藏也容易出现鱼体酸败，肉质改变，不能再食用。一般情况下，新鲜的鱼、肉在冻结室内贮藏以 2 ～ 3 个月时间为宜，不宜过长。

在采购当中，注意不要选购死的螃蟹、鳝鱼和甲鱼，因为螃蟹和甲鱼喜食动物尸体等腐烂性食物，使得它的胃肠里也常常带有致病细菌和有毒物质，一旦死后，这些病菌便大量繁殖，在脱羧酶的作用下，产生组胺和类组胺物质，特别是当螃蟹、甲鱼死后，组氨酸分解迅速。死的时间越久，体内积累的组胺就越多。组胺是一种有毒物质。当积累到一定数量时，就会造成组胺中毒，出现头痛、头晕、恶心、呕吐、腹泻等症状，所以，千万不要吃死的螃蟹、甲鱼和鳝鱼。在吃活的螃蟹、甲鱼和鳝鱼时，也应扔掉胃、肠等器官。

腌渍过的咸鱼如果贮存不当便会发红，这是一种红色嗜盐细菌引起的变质现象。如果是刚刚发红，应立即翻晒，减少鱼体的水分，可制止发红范围的扩大；如果红得比较严重，就要用清洁的盐水刷洗，除去黏液和臭味后晒干，还是可以食用的。但是咸鱼若是里外都已经全部呈暗红色，且有"蛤喇"味，就不宜再食用了。为了防止咸鱼发红或变质，应将其存放在温度较低或比较干燥的地方。

🌿 蛋奶类

鸡蛋的卫生问题主要是贮存中的问题。一是要注意冷藏，一般鲜蛋30 ～ 60天为宜，不要存放太久。二是贮藏在冰箱中的鲜蛋大头朝上，直立存放，不要横放。这是因为鲜鸡蛋蛋白是浓稠的，随着存放时间的延长和外界温度的变化，所含的黏液素会逐渐脱水变稀，从而使蛋白失衡，失去固定蛋黄位置的作用。蛋黄的比例小于蛋白，如果将鸡蛋大头向上，直立存放，由于鸡蛋大头有一个气室，即使蛋白变稀，蛋黄失去固定的位置而上浮，也不会很快发生靠黄和贴皮的现象。

牛奶是一种营养价值很高的食品，提供给机体丰富的蛋白质和大量钙质，但如果存放不当，牛奶很容易变质。有些人图省事，尤其是上班族，往往一下子买来足够一星期喝的许多袋鲜奶，扔到冰箱冰冻起来，随吃随取，这种习惯要尽快改掉。因为，牛奶冷冻后，奶中的蛋白质、脂肪和乳糖等营养物质会发生变化，出现明显不均匀的分层现象。通常上层为含脂肪较多的松软物质，中层是含有大量蛋白质和乳糖的白色核心，下层则是乳状固体物质和大部分蛋白质，而周围是紧密而透明的冰晶体。这种冰冻的牛奶，待解冻后，可出现凝固状沉淀物、上浮脂肪团，并出现异常气味等，其营养价值也随之下降。同时过久存放，还会造成一些食品卫生方面的问题。

鲜奶也不宜较长时间存放在保温瓶里。近年来，市场出售的新产品"热奶器"，即临睡前将奶放到热奶器内，夜间小宝宝醒来拿来即可饮用，很方便父母。但是，如果温度控制不妥的话，就会带来一大弊病。因为牛奶含有丰富的蛋白质，是细菌良好的天然培养基。如果温度在 20℃ ~ 40℃ 之间，细菌就会大量繁殖，一般 20 分钟就能繁殖一代。若经过 3 ~ 4 小时后，瓶中牛奶很容易发馊、变酸而变质，人喝了这种变质牛奶，容易出现恶心、腹痛、腹泻等中毒症状，影响身体健康。牛奶宜现煮现喝，不宜长时间存放在保温瓶里。

油脂在烹调前的卫生

　　无论是食用油，还是含油脂较多的食品，如果存放不当，很容易产生一种"蛤喇"味，即油脂酸败。食用油脂在微生物和酸作用下发生酶解过程，分解为甘油和游离脂肪酸。游离脂肪酸进一步发生断链，形成酮类和酮酸，使油脂变质。更为严重者，油脂游离不饱和脂肪酸发生氧化，形成氧化物，分解成为具有臭味的醛类和醛酸等有毒物质。营养素遭到破坏，油脂失去营养价值，就不能再食用了。

❧ 贮存油脂的注意事项

✿ 控制油脂中的水分

　　水分是微生物繁殖的重要条件，又能促进酶的活动。要控制油脂中的水分，使之低于 0.2%。烹调中用过的油中含水分较多，千万不要再回倒在新鲜的油中，而应单独存放，且不能久存。用油最好是需要多少就取多少，要及时用完。

✿ 防止阳光、空气促使油脂氧化

　　油脂应放在暗色的玻璃瓶中或上釉较好的陶器内，置阴暗处，密封好，避免与空气接触。注意不宜长期用塑料桶盛装油。市场上出售的塑料桶多为聚乙烯制成，试验证明它无毒，短时间装油无害。但是聚乙烯能溶于油中，如果长期用聚乙烯塑料桶装油，就会溶出有毒的塑料单体和杂质，使塑料软化，食用油变色变质，甚至会出现一股刺鼻的异味。另外，聚乙烯塑料有一定的透气性，时间久了，也能促使油脂氧化，所以不宜用塑料桶长期存放食用油。

❀ 避免接触金属

含有金属的贮存器不能存放油脂，否则会加速油脂的酸败。

蔬菜、水果在烹调前的卫生

蔬菜、水果能提供给机体维生素、纤维素和糖类，并能中和酸性食物造成的酸中毒症状，进而调节机体的酸碱平衡；还能促进肠道蠕动，及时清除体内垃圾，在人们每日膳食中占有很重要的地位。

蔬菜、水果烹调前的卫生问题，主要是注意消毒和贮存。新鲜瓜果、蔬菜在生长过程中需要施肥、灌溉。而以人畜粪便施肥，肠道传染病患者（或带菌者）和寄生虫病患者（或带虫者）的粪便，即可通过果蔬而污染人体。另外，在采摘、运输和销售过程中，经常接触粪便、泥土、灰尘、盛装容器。水果香甜，更易招惹苍蝇，其表皮常会沾染许多病菌及寄生虫卵。据查，100% 的西红柿上都含有大肠杆菌。生吃或者作凉拌菜用的瓜果蔬菜一定要很好地消毒。

常用的消毒方法有：

①用洗涤灵或洗洁精洗净后，用凉开水反复冲洗，冲净。②洗净的瓜果蔬菜要用开水烫泡 1 分钟左右。③用 0.1% 高锰酸钾溶液浸泡 5 分钟，然后用凉开水冲净。④用 0.2% ~ 0.3% 的漂白粉浸泡 3 分钟，即可达到杀菌的目的，但浸泡时间不宜过长，并不能切后再泡。⑤凉拌菜中最好能加些蒜泥、米醋等，既能增加食欲，又有助于预防肠道传染病。

目前市售的洗涤灵、洗洁精等洗涤剂，既安全又可消毒，是洗涤瓜果蔬菜理想的洗涤剂。千万不要用洗衣粉洗涤蔬菜、水果。洗衣粉的主要成分是烷基苯磺酸钠，具有中等毒性。用洗衣粉洗蔬菜、水果，往往由于漂洗不干净，残留的洗衣粉食入人体，抑制胃蛋白酶和胰酶的活性，影响胃肠消化功能，破坏红细胞的胞膜，发生溶血，还会损害肝脏细胞线粒体，导致肝功能障碍，久而久之，体内某些有毒物质增加，还有致癌作用。

在采购蔬菜、水果时，人们往往喜欢挑选无虫咬痕迹的"超净菜"，认为这种蔬菜吃起来比较安全卫生。其实不然，因为农民种植瓜果蔬菜时，为了减少病虫害，往往施了大量的农药，才使得蔬菜水果无伤痕，无虫咬，变得更加"超净"。实际上这种"超净"的蔬菜、水果往往有大量的农药残留。蔬菜、水果上的农药是很难用水洗掉的，所以，建议吃水果时，一定要削皮后，再立即食用。而新鲜蔬菜提倡用盐水浸泡 5 分钟，再冲洗干净食用。

新鲜蔬菜中亚硝酸盐含量一般比较少，但是在室温存放时，细菌中酶的作用可使硝酸盐还原成亚硝酸盐。有人做过实验：蔬菜鲜度越差，亚硝酸盐的生成就越多，同时蔬菜中维生素也会损失很多。所以，蔬菜提倡现吃现买，吃新鲜蔬菜为佳。

有些地方由于受气候、地理、交通和环境的限制，并不是一年四季都有新鲜蔬菜，需要适当地腌渍一些，腌渍蔬菜时要注意亚硝酸盐的问题。蔬菜在腌渍过程中，由于还原菌的作用，可使硝酸盐变为亚硝酸盐，其生成量与盐的浓度和气温有关。一般情况下，随着腌渍时间的延长，硝酸盐逐渐还原为亚硝酸盐，半个月（15 天）时亚硝酸盐含量达到高峰，若在 10℃以下时，其含量还可维持 3 周左右。所以，在腌渍蔬菜时，除了要求食材新鲜，食盐洁净，浓度要高（18% ～ 25%），要低温贮存，防止污染和腐败变质以外，还要控制亚硝酸盐含量。蔬菜要腌透才能吃，尤其不能吃腌渍 2 ～ 3 周的菜，最好在 1 个月以后食用为妥。

肉鱼类食物在烹调过程中的卫生

食物在烹调加热时，需要均匀受热，实现一次杀菌的目的。加热后的食物如不立即食用，须迅速冷却或保持 65℃ 以上温度，进行妥善存放，防止微生物再次繁殖。

在烹制鱼等水产品的过程中，要注意烧熟煮透后再吃。南方有一种吃鱼的习惯，即吃"生鱼粥"，不将鱼煮熟烧透，认为这样比较鲜嫩，但是却不知道这种吃法对人体是有害的。这种吃法是华支睾吸虫病的主要渠道，很容易患肝吸虫病，危害肝脏，导致肝纤维化或肝癌。南方的河流中生存有很多的寄生虫，如华支睾吸虫、异形吸虫、横川后殖吸虫等。常见的是华支睾吸虫，它寄生在鱼的全身，鱼头内最多。人若经常吃这样未经煮熟并带有囊蚴的鱼类，就很容易患上寄生虫病，直接危害人体健康。其次，从营养学的角度看，鱼肉内所含的蛋白质只有在充分加热凝固后，才易被人体艺术吸收，吃生鱼片不但会失去营养价值，还会对机体内一些有益健康的酶类产生不利影响。所以要改变不良的饮食习惯，以维护人体的健康。

品尝海产品很容易引起嗜盐菌中毒。海产品来自大海，海水是咸的，理当没有细菌污染，但是有一种叫作嗜盐菌的细菌，喜欢在含盐量为 3.5% 左右的环境中生长繁殖。因此，海产品中或多或少地带有这种细菌。嗜盐菌随污染了的海产品进入人体，经过约 9 ~ 20 小时的潜伏期，即可出现腹痛、腹泻、呕吐、发热等中毒症状，病程为 1 ~ 7 天。主要是由于在烹调海产品时未炸透、煮熟，外熟里生，嗜盐菌未被杀死。另外，烹调后的海产品还有可能重新感染上嗜盐菌，盛装过生海产品的容器，切过生海产品的刀、墩板，乃至厨师的手，都容易使熟海产品再次染上嗜盐菌。夏、秋季熟海产品和其他熟食放置时间过长，嗜盐菌就会在食物上大量生长繁殖，也可引起嗜盐菌中毒。

寒冷冬季，一家人欢聚一堂或朋友相会，吃上一顿美味的火锅涮肉，既惬意又很有气氛。无论是涮羊肉，还是涮海鲜、鸡片，许多人都主张吃"嫩"，认为七八分熟的肉吃起来才有滋味。但这样做却有感染旋毛虫病的危险。旋毛虫病是由旋毛虫所引起来的。旋毛虫的成虫寄生在猪、羊、狗的小肠内，幼虫寄生在膈肌、舌肌和肌肉中，人吃了有蚴虫的病畜肉，就会得旋毛虫病，引起一系列症状。如恶心、呕吐、腹泻、头痛、高热、肌肉疼痛，尤其是腿部肌肉剧痛，运动受限。幼虫若进入脑和脊髓，还能引起脑膜炎症状。涮羊肉片、海鲜、鸡片时，如太嫩将自食苦果。一次下肉不要太多，做到不吃未熟的肉片，就可以防止旋毛虫病、肝吸虫病、肺吸虫病的发生。

在烹制加热过程中，食物应防止烧焦烤煳或有化学性污染的形成。如果不慎将鱼或肉烧焦，一定不要吃。因为鱼和肉烧焦后，含有强烈的致癌物质，这是一种强度超过黄曲霉素的致癌物。因此，不要吃烧焦的鱼和肉。

有的人喜欢吃烤牛羊肉串，还有人喜欢吃熏鱼、烤鱼等。这一类食品在烟熏、烧烤或烘焦过程中，会产生一种苯并芘的化合物，这种物质可以通过皮肤、呼吸道、消化道等途径，进入动物和人体内，诱发癌症。除了易引起胃癌外，还可导致白血病、肺肿瘤等。有资料表明：家庭自制的熏肉，苯并芘的含量，

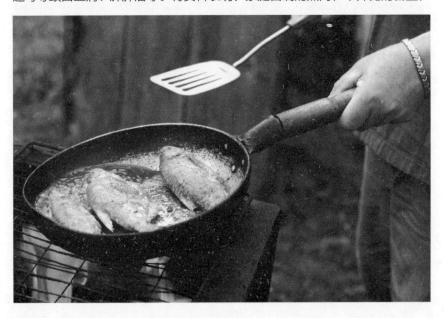

每千克为 23 毫克；将肉挂在炉火旁明火熏制，则每千克可高达 107 毫克。在熏烤肉类的过程中，滴于火上的油脂燃烧后，也能产生苯并芘附着于烤肉的表面；烟熏肉存放几周后，苯并芘可以从表面渗透到深部。爱吃烤肉、熏肉的人，应适当控制食量，不宜常吃、多吃。

蛋类在烹调过程中的卫生

鸡蛋的营养价值很高，对儿童、孕产妇以及病弱者，都是较为理想的食物。

刚生下的蛋由于有蛋壳上的膜覆盖，不易被细菌侵入，蛋内的水分也不容易蒸发，因此，鲜蛋在一定时间内不易变坏。鸡蛋煮熟后，壳上的膜被破坏了，同时由于壳内和壳外的双层膜上部分布着很多小孔，当冷空气进入蛋内后，细菌、霉菌等微生物也会随之进入蛋内，并且与蛋内的酶一起分解蛋内容物，可引起鸡蛋变质。另外鸡蛋中有直径为 4 ~ 11 毫米的气室，煮鸡蛋时，由于温度增高，气室内的气压也随着升高，这时气室内的气体就会"挤"出蛋外。当把煮熟的鸡蛋投入冷水中时，温度急剧降低，气室内压力也随之下降，这也会使蛋壳外的冷水和微生物通过气孔进入蛋内。正确的方法是，将煮熟的鸡蛋取出后，立即用干净的抹布揩净鸡蛋壳表面的水，让其自然冷却。这样既好剥，又利于保存。

生鸡蛋不能吃，煮得半熟的鸡蛋也不能吃

生鸡蛋蛋白中含有抗生物素蛋白和抗胰蛋白酶，能够影响人体对鸡蛋蛋白质的消化和吸收。抗生物素蛋白和抗胰蛋白酶只有在高温条件下才可以被分解。半熟的鸡蛋里，这两种物质都没有被破坏，在体内是不易被消化、吸收的。不少鸡蛋里还含有细菌、霉菌和寄生虫卵，如果鸡蛋不新鲜，带菌率就更高。鸡蛋的凝固温度是 75℃ 左右，半熟的鸡蛋不能将细菌杀死。因此，鸡蛋要经高温煮熟了再吃，生鸡蛋和半熟的鸡蛋都不要吃。

吃"毛蛋"要慎重

夏初是孵化鸡雏的最好季节。有的人特别喜欢吃那些未出壳、未成活的"毛蛋"。新鲜的毛蛋是有很高的营养价值，但是毛蛋是死胎，在孵化的过程中容易受病原菌的污染，在烹调的过程中如果加热不够，就容易造成食物中毒。因此，在食用"毛蛋"时要注意选择用新鲜"毛蛋"。如果蛋壳灰暗有斑点，或有异味，说明已变质，不可食用。

油脂在烹调过程中的卫生

油脂在烹调过程中不卫生的情况主要有两个方面：有的厨师炒菜时有意让油锅起火；油在高温中反复使用，如炸油条、油饼等。这两种做法在现实生活中屡见不鲜，说明许多人并不知道这样做对人体的危害。

油脂经过高温加热后，油脂中维生素 A、维生素 E 等营养素在高温下受到破坏，不仅营养价值降低，而且分子结构改变。尤其是油脂在超过180℃的高温作用下，会发生分解或聚合反应，产生醛、酮、低脂肪酸、氧化物等许多对机体有害的物质。油温愈高，反复高温的次数越多，产生有害物质就愈多。

在一般的烹调过程中，油脂加热温度不高，高温持续时间也较短，对营养价值的影响一般不大。但是用来油炸食物的油脂，经过反复高温加热，不但营养价值下降，而且部分油脂发生聚合作用，对机体有一定的毒性，可导致生长停滞，肝脏肿大，肝功能受到损害。长期食入高温油还有致癌作用。为了防止和打破脂肪酸的聚合作用，在烹调时应注意：①控制油温在150℃～180℃以下，不要让油烟起火。②不要用油过长时间、连续炸食品。③反复使过的炸油，应适当掺入一些新油脂，这样可以防止油脂的聚合作用。

塑料袋装食品危害大

烹调后的食品，人们最常使用的包装方法就是用塑料袋。我们就主要谈谈塑料袋的是是非非吧！

塑料袋重复使用隐患大

塑料袋轻便、成本低、使用方便，在包装食品中占有很重要的地位。而且很多人喜欢重复使用塑料袋，其实，这对人的健康很不利。有学者对 17 种不同种类的塑料包装带的印刷部分进行测试发现，每只袋子含铅量平均为 26 毫克。若采取弱酸溶液作提取处理，不到 10 分钟，即可测出其铅总量的 6%。还有的人习惯将塑料袋翻过来盛装食品，食品与铅印刷的字样直接接触，对人体健康存在着潜在的影响。所以塑料袋不要重复使用。

塑料袋装热食品要不得

常用的塑料袋的主要成分是聚氯乙烯，而聚氯乙烯中含有一种油，这种油统称为增塑剂。它与塑料分子的连接非常脆弱，随着使用时间的增加可以从塑料中转移到所接触的食品乃至大自然中，造成对环境、生物与食品的污染。尤其是当塑料袋接触到食品中的热水或热油脂时，增塑剂会大量溶出，且溶出的数量与塑料袋中的增塑剂含量成正比。

增塑剂对人体健康有一定的威胁性，它可以增加男性体内雌激素的含量，从而影响男性精子的质量，主要表现为降低精液的密度、精子的活率以及活力水平。

当然，套有塑料袋的食物也不能放进微波炉里加热，道理是一样的。

🌱如何鉴别有毒塑料袋

虽然大家都知道塑料袋对身体有害，但是购买食物还是离不开它。市面上的塑料袋也有好坏之分，我们应该如何鉴别好塑料袋与坏塑料袋呢？

感官检测法：无毒的塑料袋呈乳白色、半透明、无色透明，有柔韧性，手感润滑，表面好像有蜡；有毒的塑料袋颜色混浊或呈淡黄色，手感发黏。

用水检测法：把塑料袋置于水中，并按入水底，无毒塑料袋比重小，可浮出水面，有毒塑料袋比重大，会下沉。

抖动检测法：用手抓住塑料袋一端用力抖，发出清脆声的无毒；声音闷涩的是有毒的。

火烧检测法：无毒的聚乙烯塑料袋易燃，火焰呈蓝色，上端黄，燃烧时像蜡烛泪一样滴落，有石蜡味，烟少；有毒的聚氯乙烯塑料袋不易燃，离火就熄，火焰呈黄色，底部呈绿色，软化能拉丝，有盐酸的刺激性气味。

说了这么多，其实不管出于环保考虑还是健康考虑，我们平时都应该少用塑料袋。购物时除了自带购物袋外，用纸装袋装食物是个不错的选择。

食品在贮藏方面的卫生

有的人认为，冰箱就是保险箱，不管什么食品，只要放进冰箱，一切就万事大吉。还有人认为，冰箱会把细菌冻死，还可以防止食物变质。其实这些想法都是错误的。应当要明确一点，冰箱并不是卫生保险箱。

电冰箱、冰柜目前已经成了人们居家过日子的生活必需品。无论是冬季，还是夏季；无论是保鲜食品，还是冷冻食品，都离不开它们。有的人认为，冰箱就是保险箱，不管什么食品，只要放进冰箱，一切就万事大吉。冰箱会把细菌冻死，还可以防止食物变质。其实冰箱并不是卫生保险箱，冰箱贮藏食品时应记住：

食品存放的时间不宜过长

生熟食品要分开冷藏，不要混放

熟食品最好放在冷藏室上层，生食品放在下面，并应包装好，以免造成生

常见食物在冰箱中的保持期限

食物	冷藏时间 / 天	冷冻时间 / 天
鲜蛋	30 ~ 60	—
熟蛋	6 ~ 7	—
牛奶	2 ~ 3	—
酸奶	7 ~ 10	—

常见食物在冰箱中的保持期限   续表

食物	冷藏时间 / 天	冷冻时间 / 天
鱼	1 ~ 2	90 ~ 180
牛肉	1 ~ 2	90
肉排	2 ~ 3	270
香肠	2 ~ 3	60
鸡肉	2 ~ 3	360
面包	3 ~ 6	60 ~ 90

熟食品交叉污染。存放时间长的熟食品，吃前还应加热灭菌。

生熟食品放入冰箱，均应包好、盖好

包扎好的食品不仅可以防止在冷藏过程中因脱水干缩而影响食品口味和鲜度，还能防止互相串味和细菌污染。

冰箱门要关紧，尽量减少开门次数和时间，并应经常擦洗去污、排除异味

从冰箱里拿出的饭菜，应经过处理后再吃。

（1）不宜直接吃冰箱拿出的饭菜。

吃剩的饭菜或暴露在空气中的饭菜，往往会受到细菌的污染。因此，放进冰箱冷藏的饭菜本身是带菌的。冰箱冷藏室的温度虽低，但仅能在一定程度上抑制细菌生长繁殖，并不能杀死细菌。即使在温度更低的冷冻室里，食物中仍有部分细菌能生存下来。值得一提的是耶尔森菌，它在4℃的低温环境中仍能生长繁殖，是冰箱里最猖獗的致病菌。冰箱里的饭菜，很容易受这种细菌的污染。如果取出后不经过加热就吃，则可引起肠道感染。所以，从冰箱里取出的饭菜，不宜直接吃。即使是熟食，也须经过加热后食用。

（2）从冰箱取出的饭菜必须加热彻底。

食物进行再加热是有风险的，因为每加热一次，就有两次繁殖细菌的机会，一是加热过程中，二是冷却过程中。食物在再加热的过程中，其温度往往达不到烹调时的温度，不足以消灭毒素或杀死带有芽孢的细菌，所以食物的再加热，必须要有足够的温度和时间。

（3）加热处理对生物污染物具有一定的灭活作用。

由于细菌种类、性质的不同，其抗热能力大小也有所不同。在100℃时，一般真菌和细菌的繁殖体于短时间内即可死亡。但有些细菌的毒素，即使加热，也很难将其毒素完全去掉。比如变馊的米饭和变质的食物，再经过加热也是不能吃的。

米饭变馊，是由于金黄色葡萄球菌在剩米饭上大量生长繁殖而造成的。金黄色葡萄球菌在37℃左右的温度下，繁殖最快，不但可以大量繁殖，而且还能够生产一种或更多种型别的肠毒素，这些肠毒素耐热性很强，一旦在米饭中产生了肠毒素，就很不容易被破坏掉。就是在100℃的高温下，煮半个小时，也不能把毒素完全去掉。所以被金黄色葡萄球菌污染变馊的剩米饭，即使是重新加热或做成稀饭熬粥，或混在面粉中发面，都是不可以吃的。另外，变质食物中往往含有一种能破坏人中枢神经的肉毒杆菌，它的芽孢在沸腾的水中仍能生存5个多小时。即使有些细菌被杀死了，但它所产生的毒素并不能被沸水完全破坏。所以，热过变馊的菜仍可使人中毒，不能再食用。

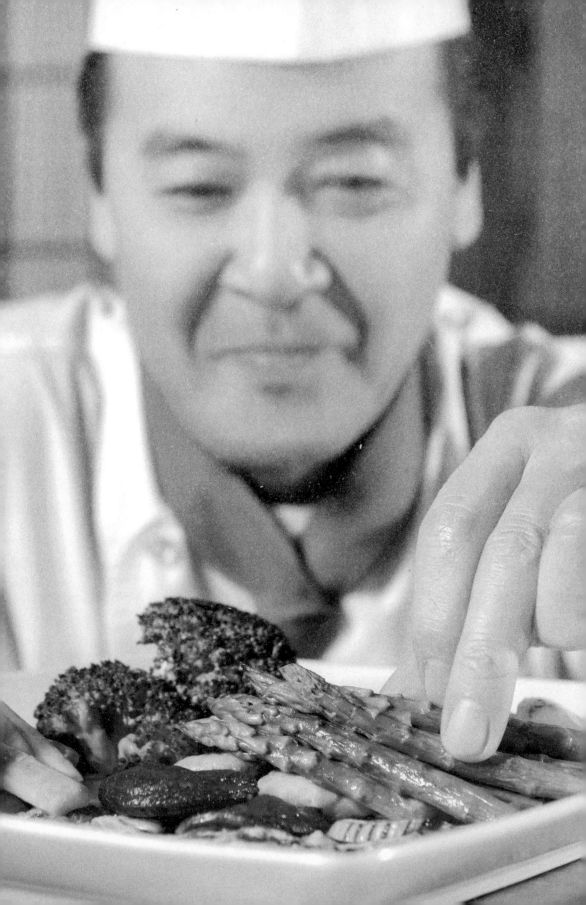

Chapter6
烹调方式
对营养的影响

　　食物除少量可以生食外，绝大多数都需要经过加热烹制调味。在烹调的过程中，食物由生的变成熟的，在确保杀死细菌的同时，也会不同程度地损失一些矿物质和维生素。合理的烹调方式，可以更好地保存食物中的营养成分，同时也能保证饭菜的口感质量，从而同时兼顾美味和营养，做出一道道有益于健康的美味佳肴。

烹调温度与营养的关系

食物在一定的温度下，经过一定的时间，由生的食物变成熟的菜肴。在这个过程中，会不同程度地损失一些矿物质和维生素。食物多半是热的不良导体，尤其是鱼类、肉类，传热较缓慢，如果加热时间不足，表面温度虽然很高，但内部温度不能同时升高，就会造成食物外熟内生，内部细菌和寄生虫不能被杀死，人吃了这种食物就会生病。

火候也就是烹调的温度，它是烹调美味佳肴的重要环节。在不同的加热方法中，火力大小和加热时间的长短，与营养的关系也非常密切。中国菜肴制作过程中运用火候相当考究。一般分为大火、中火、小火3种。

大火

火焰高而稳定、呈黄白色、光度明亮、热气逼人。多用于爆、炒、炸、余、涮、蒸等快速烹制，使原料达到香脆松嫩的特点。

中火

火焰低而摇晃、呈红色、光度较暗、热气较大。多用于炖、煎、贴等较慢的烹制，使原料软嫩入味。

微火

火焰较小、起落不定、呈青绿色、光度暗淡、热气不大。多用于炖、煨、焖、烧等长时间的烹制，使原料酥烂而有清汤。

不同的原料和不同的烹调方法，应选用不同的火候。比如：炖肉时，需采用先大火、次小火、再中火的方法；焖丸子时，应采用先中火、小火的方式。

烹调时要掌握好烹调的温度及加热时间的长短，尽可能多地保留菜肴中的营养素。炒菜时，为减少维生素的损失，要尽量做到热锅、滚油、急火、快炒。做汤菜时应等到锅里的水沸再放菜，以缩短加热时间，减少营养素的损失。

教你几种烹调方法

常用的烹调方法主要有炒、炸、爆、熘、烩、汆、煮、熬、焖、炖、烧、扒、煨、蒸、酱、煎、烹、拌、冲、泡、糟、烤、焗、烘、腌、烙、煸、摊、涮、炝、浸、熏、醉、煸、燎、爆等。

炒

把食物放在锅里加热并随时翻动，至菜料炒熟。炒菜时要大火，少量油，投料后快速翻炒或颠锅，此法适用于小件原料。大料须改刀切成丝、片、丁、仁等，有些还须先作抓浆（如虾仁、鲜贝、鸡丁等）处理。另外，调味先后视需要而定。炒法适用面较广，菜品以脆、嫩、滑、鲜见长。因技法、调味等不同，有多种炒法。

生炒

因以生料炒制，故得名生炒。成菜脆爽利口，原汁原味，维生素 C、B 族维生素破坏较少。如洋葱炒肉片、肉片炒黄瓜等。

熟炒

原料经预熟后再炒制，所以称为熟炒。一般熟炒大部分是动物性原料，如炒肚片、炒回锅肉等。熟炒有利于降低菜肴的脂肪含量。

清炒

原料单一，不加配料。生料须经上浆滑油，这样可以保护蛋白质中的水分不外溢，保持原料鲜嫩，有利于吸收。炒熟后不勾芡。成菜咸鲜清爽，食后盘底无汁，只有一层薄油。如清炒虾仁、清炒鲜贝。

❀ 干炒

　　因先煸干原料外部的水分再炒，故得此名。干炒重火候，火力过猛，原料内部水分来不及蒸发，易致外焦内不透；火力弱又致原料水分不能尽快蒸发，易韧而不酥。成菜色重味浓，干香酥脆，菜在盘内见油不见卤。如干炒牛肉丝。

❀ 水炒

　　炒时，以水作为主要传热介质。如水炒蛋，起锅时先下一匙油，再下一小碗水，烧沸后，下备好的蛋料炒制。成菜清嫩爽利，常见于家常菜肴。

❀ 汤炒

　　原料不经上浆、滑油、煸炸，直接与白汤调味料一同下锅炒成。用料多为不宜煸炒、滑油的，经预热后下锅时要略滚焖、勾芡，成为包汁、明亮、吃口香热不腻。如炒三鲜、冬笋炒面筋等。此菜油少，易于消化吸收。此法多见于上海等地。

❀ 软炒

　　主要用料须加工或茸或细粒、经澥成液状后再炒，成菜软嫩。操作时宜用手勺而快速地推炒，使其受火均匀，不致过碎，凝结成熟即可。过火则脱水变老。成菜细软滑嫩，多为白色。如炒芙蓉鸡片、芙蓉干贝、炒鲜奶等。

❀ 滑炒

　　因为主料须经上浆、滑油，故名滑炒。高发料多用质地细嫩荤料（如鸡肉、虾肉、鱼肉及精肉等），改刀成丝、丁、片、条等小件，经码味上浆、滑油处理，再起锅温，下料滑散，至断生倒入对汁芡（或调味勾芡），迅速翻炒至芡汁包住菜肴出锅。也可在滑散断生后倒出沥油，另起锅制好对汁芡，再下料成菜。配料宜选用鲜嫩蔬菜。菜品卤汁紧包，滑嫩柔润。如滑炒鸡丝、炒鱼片。

❀ 抓炒

　　主料要抓糊，过油，炸透再炒，一般不用配料。挂糊视原料质地不同而定，可用鸡蛋清淀粉糊，也可用纯淀粉糊。过油温度不可过高，以防卷曲成团。炒时要快，用汁宜稀稠适度，不多不少正好包住主料。成菜明汁亮芡，皮香脆而细嫩。如抓炒腰花、抓炒里脊等。

其他炒法：家常炒、小炒、酱炒、沙炒、盐炒、糖炒等，这些炒法在日常生活中也经常食用。

🌿 炸

将处理好的原料下入宽油锅中，浸在油内，经加热使之成熟，称炸。如炸馓子、炸八块等。成品酥脆，具有油香。因原料的处理不同，或炸制手段的变化，故有多种炸法。另外，炸法也用于原料预熟加工，饮食行业称为过油。还常用于发制干货，如发鱼肚、皮肚等。

❀ 清炸

主料生熟均可，炸时不挂糊，不上浆。清炸必须根据原料的老嫩、大小，掌握好火候和油温。条、片、块等小型原料，应在五成热度的油温时下锅，炸制时间短，约八成熟时捞出，待油热后重新炸一下。形状较大的原料，要在油热到八九成时下锅，炸的时间要长一点，或间隔炸几次，也可酌情离火几次，待原料内部炸熟后捞出，等油温回升至八九成热时，再投入直至外表发脆。成菜外焦里嫩，含油脂香。如炸胗肝、清炸大肠、炸子鸡等。

❀ 干炸

主料先经腌渍入味，拍干粉（也可以用湿淀粉），入油锅炸至内外干香酥脆。干炸菜肴炸制时间长，开始火要旺，油要热，中途要温火，才能使里外香酥一致。如干炸丸子、干炸里脊等。如果主料形态不等时，要分几次炸制。

❀ 酥炸

原料先经煮酥或蒸酥后油炸。主料经煮或蒸酥后，挂全蛋糊或不挂糊，入锅炸至表面定型。炸时要不断翻动，以防色泽不一，炸透捞出。第二次入油锅，油要烧热，炸至外酥里嫩，色泽一致。挂糊时要注意糊的稠薄。糊少而薄，会影响成菜的酥松；糊多而厚，会影响主料的口味。需挂糊的，大都是有骨的原料；不挂糊的，大都是无骨原料。成菜特点是酥、脆香、嫩。如香酥鸡、酥炸菜心。

❀ 软炸

主料先拌腌入味，再均匀地挂一层软炸糊以减少主料的水分蒸发。第一次温油，炸至主要的外层糊凝固，色泽一致时捞出；第二次大火热油炸至成菜。软炸糊有鸡蛋糊、蛋清糊、雪泡糊等，如软炸大虾、软炸鲜蘑。

❀ 脆炸

有两种方法：一是主配料码味后，用腐皮或网油包成卷状或角状、包状，挂粉糊或滚蘸干粉，炸至成菜，一般要炸两次。第一次炸透定型，第二次炸至表皮香脆。如腐皮鸡卷、网油春花等。二是原料先经烫后挂饴糖再炸，多用于整鸡整鸭，原料制净后，先下沸水紧身，在外涂饴糖，晾干，大火热油翻炸，并将热油灌入腹腔至表皮炸成淡黄色，油锅离火，浸料至全熟，成菜外皮很香脆，如脆皮鸡等。

🌿 爆

多用脆嫩无骨生荤料，改刀成均匀小件，有的可用花刀，然后过油。具脆性的原料（如肫、腰、鱿鱼等），沸油爆炸；柔软性原料（如里脊、鸡脯、虾仁等），热油滑炸。过油时视需要上浆或不上浆，有的地方过油前，先用沸水焯一下，也有的地方不过油，直接入底油爆。爆时大火沸油，菜料在锅中可见跳动，须急速划散，下配料，烹入事先对好有芡汁，急速颠翻而成。成菜脆嫩爽滑，具鲜香。另有用汁爆或沸水爆的。因传热介质不同，有油爆、汤爆、水爆；因调味不同有辣爆、酱爆、葱爆、芫爆、姜爆等。

❀ 油爆

爆菜多用此法，主要特点是用油量较多。主料改刀后上浆，先用大火热油划散，再加调味汁进行爆炒。成菜油润发亮，食后盘底无余汁，只有薄油一层。如油爆双脆。

❀ 酱爆

用炒熟的甜面酱或黄面酱爆炒已预熟的主料。酱爆的酱必须炒透，炒出香味，炒去部分水分，使之酱香浓郁，稠稀恰当，与主、配料融为一体。

❋ 葱爆

因用大葱做配料，故得名。用葱丝或滚刀葱或葱段，配拌腌入味的主料，用大火、热锅、热油爆炒而成。成菜色红，主料鲜嫩可口，并散发着浓郁的葱香，如葱爆羊肉等。

❋ 汤爆

主料经沸水焯至半熟，再用调好味的沸汤冲熟。水焯主料（鸡胗、鸭胗、肚仁等）时，要恰好断生，时间长则变老，过韧；时间短则含血带腥。冲熟用的沸汤，要用清汤或上汤，食时随汤上白胡椒粉、香菜及卤虾油等，由食者自己调汁蘸食。如汤爆双脆。

❋ 芫爆

因以香菜（芫荽）为配料，故得名。制法同油爆。主料形状多为丝、片、条、球、卷等状。所兑制的调味汁胡椒粉味重。芫爆菜肴多为主料本色，不加外色（酱油、糖色），又以香菜为配。成菜白绿相间，味鲜而清爽，香（香菜）辣（胡椒）味浓，如芫爆里脊。

❋ 姜爆

因以姜芽或鲜姜片或姜丝做配料，故得名。制法同油爆。成菜鲜嫩可口，有浓郁的姜辣行，如姜芽爆鸡柳。

❋ 熘

主料须经预熟，即炸（挂糊、不挂糊均可）或蒸，滑至断生，下入已炒好的芡汁中，大火速成，熘炒主料、汁拌匀，淋油出锅。也可用浇芡或淋芡。成菜要求芡汁裹匀菜料，呈滑熘欲滴状，吃口润滑软嫩。因方式不同，有多种熘法。

❋ 拌汁熘

先拌好汁，再下预熟料炒拌均匀。

❋ 清熘

主料不上浆挂糊，经预熟后，直接熘制而成。如熘白肚等。

❋ 软熘

主料不经油炸，以蒸或煮法预熟，再用熘法制成。成菜柔软细嫩。如熘鸡脯。此法常用于整鱼，如西湖醋鱼为煮后而熘，五柳鱼为蒸后而熘。

❋ 滑熘

原料先经滑油预熟再下入炒熟的芡汁中熘制。芡汁多少、浓淡要掌握适当。汁多而稠，则主料不突出；汁少而淡，则成为滑炒。滑熘菜品色泽较清明，质较鲜嫩，口感滑润，如滑熘里脊、滑熘虾仁等。

❋ 煎熘

主料经煎制后，再加芡汁熘制。主料如为肉类，则食之滑嫩；如为素料，则食之软烂。品味因原料而异，可甜酸、可咸鲜，如煎熘里脊片、煎熘豆腐等。

❋ 焦熘

主料挂芡粉糊，两次油炸至表面焦黄酥脆（有的料可一次炸成）。另锅炒汁，下入主、配料，炒拌均匀，焦熘的品种、色泽多种多样。北方菜多用糖与醋调汁，其色淡红或呈深黄色，味咸鲜而稍酸甜，如焦熘丸子、焦熘肉片等，而南方多用番茄酱。

❋ 炸熘

多用于鱼、鸡、猪等质地细嫩的原料。先将原料腌渍入味（或烹熟），再以水淀粉上浆（或不上）放入大火热油中略炸定型（未上浆则用大火沸油炸一次即可）。走菜时再用沸油炸一次，捞起，或入锅内裹上烹好的汁芡，或置盘内浇上芡汁。成菜外酥里嫩，如鱼香八块鸡、荔枝鱼块、糖醋脆皮鱼等。

❋ 糟熘

只是味汁中加有适量的香糟汁，成菜多为白色，主料软嫩、味鲜略甜，含有浓郁的酒香，如糟熘三白、糟熘鱼片等。

❋ 烩

将数种原料一同下锅，加汤汁、调味料，合制成汤汁菜。原料改刀成均匀一致的小件。多用熟料，勾薄芡或不勾芡。也有用单一原料烩制的，有多种烩法。

❀ 清烩

起油锅，放姜、葱炝锅后，加配料、汤水和调味料，大火烧开，随即主料下锅，煮至熟透，撇沫装盘，不勾芡，如烩腰花。

❀ 烧烩

主料先经油炸一遍，起锅加汤、配料和调味品，下入炸好的主料烩制，成菜时勾芡出锅。

❀ 熘烩

主料先经油滑或水滑，另炝锅后下主料、配料、汤水和调料一同烩制，勾芡出锅，如烩肘花。

❀ 白烩、红烩

区别在于前者不加酱油或其他色素，成菜色浅，多为乳白色。后者要加酱油或糖色。

❀ 拆烩

先将动物性原料预熟后，拆去骨头，再行烩制，如拆烩鲢鱼头。

❀ 汆

原料加工成丝、片、丸后，放入沸水中稍煮，称为汆。如汆丸子、清汤鱼丸。菜品柔软细嫩，味道清鲜。有水汆、汤汆、清汆、浑汆数种。这也是原料预熟方法之一。

❀ 煮

多用生料，加水或汤，大火烧开，小火至熟烂。成菜不勾芡，有汤有菜。又为主食常用烹制法，如煮粥、煮饺子，煮法有多种。同时也是原料预熟方法之一。

❀ 白煮

煮时不加有色的调味料，成菜为清汤或奶白色汤，常用于汤菜或宽汤菜，如奶汤鲫鱼。也有不带汤汁仅供拌食的，如煮白肚。

❋ 红煮

煮时加酱油等有色调味料，菜品汤汁发红，但汤汁少于白煮的汤汁，一般带汤食用。如水煮柳肉。

❋ 白切

亦称白斩、白片。原料煮时不调味，熟后捞出，切片或斩块，再调味供食，如白切肉、白斩鸡等。调味料也可另备，供食客自行蘸食。

熬

与炖、煨近似。不同处在于主料先经炝锅，煸炒，再下汤水，调味，小火熬制，可不加盖，时间稍短。成菜有汤有菜，原汁原味，酥烂不腻。制作简便，多见于家常菜，如奶油熬菜心、熬白菜等。

焖

焖与烧近似，唯需盖严锅盖，用微火将原料慢慢焖烂，中间不加汤水，不揭锅盖。以色泽分，有红焖、黄焖等；以成品分，有酱焖、酒焖等；以加工方法分，有生焖、熟焖、油焖、炸焖、家常焖等。主食亦用之，如焖米饭、焖饼等。

❋ 生焖

生原料直接入锅焖制，如生焖狗肉。

❋ 熟焖

主料先经其他方法（如煮、蒸、焯等）预熟，然后加汤，加调料，加盖焖制。如焖肚丝。

❋ 油焖

原料经油炸后再行焖制，因用油较多，故名油焖。此法多用于素菜类，如油焖鲜蘑、油焖笋等。

❋ 红焖

因成菜色呈枣红色，故得名。主料先经调料腌渍着色，用热油冲炸后，放于锅中，加汤和调料，将汤汁调成深红色，再加盖焖之，如红焖肘子、红焖羊肉。

❋ 黄焖

主料先经拌腌入味，适当着色，用热油冲炸后，放于锅中，加汤加料，加盖焖之。成菜色泽浅黄，味醇香，如黄焖鸡。

❋ 酒焖

以酒（白酒、绍酒、啤酒等）作为主要调味品焖制。成菜含有浓郁的酒香。菜品酥烂味厚，香气浓郁，如酒焖条子、百花酒焖鸡等。

❀ 炖

一般生料直接加水，大火烧开，移小火长时间炖制，至软烂出锅。多为汤菜，原汁原味。也有先经炝锅，煸炒后入炖的，多用于质地老韧的原料，常在快出锅时加入调料或蘸调味汁食用。也有先行调味的。有多种炖法，有些炖法选用砂锅、陶罐。

❋ 生炖

多用整件或大块原料、开水烫去血沫，入锅添水，大火烧开移小火炖制，烂时调味。一般约 3 个小时以上，如炖牛肉。

❋ 熟炖

原料经预制成熟后再行炖制，用小火炖至浓烂后出锅，如拆炖排骨。

❋ 清炖

要求成菜原汁原味，汤色清澄似水，汤味香醇富含后味，如清炖牛肉、清炖鲤鱼。

❋ 侉炖

常用于整鱼、鸡类等菜肴。特点是原料挂糊油炸后下锅，菜呈黄色，汤味较清淡，主料味浓而厚，质地软烂，常撒上香菜段、醋等上桌，如侉炖鸡块、侉炖黄鱼。因原料挂糊，所以须防止糊底。

❀ 隔水炖

原料洗净、装入带盖陶罐器皿中，加汤水、调料盖好，放入大锅，锅底垫竹、篾类，水浸至器皿的 1/2 ~ 2/3 处，大火烧沸，小火慢烧至炖品软烂。成品原汁原味，味道香浓，如清炖鸡、淮杞炖猪脑。

烧

原料（生熟均可）整件或改刀，以葱、姜、蒜等炝锅后下锅，加汤水，调味，先大火烧开后改中小火烧至主料适度软烂入味后出锅，也可勾薄芡或大火收汁。调味以一次调准为佳。因方法、色泽、调味各异，故有多种烧法。广东一带称烤为烧。

❀ 生烧

泛指以生料烧制，用于质老筋多、鲜味不足或质地鲜嫩的原料。质老筋多的原料，要先经焯水处理。然后入锅加鲜汤或水，大火烧开，去尽血污和浮沫，改用中火或小火，加调料慢烧至软，再改用大火收汁而成。成菜汁浓入味、柔软耐嚼，如红烧牛掌、家常鱼唇等。质地鲜嫩的原料，要先经过煸或炒、煎、炸，然后加汤，以大火烧开，改用中火烧至成熟，最后大火收汁起锅。成菜见汁见油，质软鲜嫩，如生烧鸡翅、香菇烧鸡等。

❀ 熟烧

以熟料制作，方法与生烧相同，如红烧排蹄等。

❀ 红烧

因调味品多为酱油、糖色，菜品色泽棕红，香醇浓厚，滋味深长，如红烧肉、红烧海参等。

❀ 白烧

烧时不放酱油、糖色，保持原料自身的颜色。成菜素雅清爽、鲜嫩软烂，如白汁鲜鱼。

❀ 葱烧

以葱段作为配料，使菜品具有浓郁的葱香，如葱烧海参、葱烧蹄筋等。

❀ 干烧

与红烧相似，但需将原汤汁用大火收干。调料中加有红辣椒和豆瓣酱的不勾芡，成菜红润油亮，酥烂而味浓，如干烧岩鲤等。

❀ 扒

将经过初步加工的原料（或熟料）下锅，加汤水和调味料、大火烧开，中小火烧透入味，大火勾芡，晃锅，淋明油，大翻勺成菜的方法。根据原料的不同，品味的差异，有多种扒制的方法。

❀ 整扒

将经过改刀的原料下面朝下，排入锅中，保持外观整齐的形状（鸡、鸭按原形摆好）加汤汁和调味料，小火烧制成熟，勾芡，淋明油，大翻勺使下面朝上，拖装入盘即成。烧时不可用大火，以防汤汁翻滚冲乱菜形，如扒龙须鲍鱼等。

❀ 红扒

用酱油等深色调味料扒制的方法。色棕红，味浓厚。

❀ 白扒

不用深色调料，菜品色白油亮，味清鲜。

❀ 煨

与炖法相似。不同处在于煨均用慢火、小火，时间更长，成菜更酥烂汁浓，但主料应烂而不化。

❀ 清煨

不用有色调料，不勾芡，汤汁清利，用于蔬菜。

❀ 白煨

不用带色调料，汤汁白色，勾薄芡。还有红煨、煎煨、糟煨等煨制方法。

🌿 蒸

即以蒸汽为传热介质，使菜肴或食物成熟或加热，主食常用。

🌿 酱

因早期必须以酱作主要调味料，故得名。酱与卤法相似，多用于荤料。有的先用酱油腌渍，有的先用油炸，再入酱卤煮制。成品多呈酱紫色，一般冷食，成菜口感醇香不腻，佐酒颇佳。

🌿 煎

少油小火，原料铺贴锅底，两面煎至金黄色，出锅，调味可先码味，或煎前调味，或煎后蘸味。原料生熟均可用，视需要可上浆或挂糊或拍粉，原料一般须加工成扁平形，利于受热均匀。成菜色黄味醇，外酥脆里软嫩。如煎虾饼、煎茄夹。煎法又常用于预热加工。如红烧狮子头肉丸制成后有的地方须先行煎制，再红烧。

🌸 生煎

用生料入煎称为生煎，如生煎包。福建有生煎菜。多用荤料为主料，小火煎，成菜味鲜香且嫩。

🌸 干煎

主料经腌渍或预熟、挂糊或拍粉后，用少量的油煎熟。菜品无汁，无芡，味甘而鲜。另外还有清煎、汤煎、酒煎、糟煎等方法。

🌿 烹

将经过挂糊或不挂糊的小块主料，用大火热油炸成金黄色后，捞出沥油。锅底留少许油，炝锅后，下炸成的原料，烹入调味品对成的清汁，入味出锅，一般"逢烹必炸"。成菜外焦里嫩，滑润香醇，如烹虾段、干炸虾仁等。另外还有清烹、煎烹、干烹、醋烹等多种方法。

拔丝

俗称挂浆。原料一般多用鲜果或蔬菜块茎等，先经过油炸备用；另锅熬糖（有油熬、水熬、油水熬、干锅熬4种方法），熬时不停地推搅，待糖全溶，由稠变稀，气泡由大变小，色呈金色时，即投入炸好的原料，尽快翻炒，至原料全部裹均糖料时立即装盘（盘底须抹油，以免糖浆凉后粘底），快速上桌，趁热快吃，这就是拔丝。食时必须备凉开水，供沾筷夹食，以免粘筷。菜品香甜，外脆内糯，夹起时可拉成长丝，如拔丝山药、拔丝香蕉。也可以荤料挂糊炸制后拔丝。

拌

将生料或熟料改刀后，加调味品搅和均匀，称为拌。拌菜用料广泛，可荤可素，操作简便，常用于宴席凉盘或家常小菜。拌菜应现拌现吃，并且必须注意原料的干净卫生，要防止污染。有多种拌的方法。

生拌

用生料或熟料改刀后，直接加调味料拌食，如拌黄瓜、拌梨丝。

熟拌

用熟料拌制，如拌鸡丝、拌肚丝。

生熟拌

指以生配料同熟配料一起拌制，如生菜拌虾片等。

腌拌

生料改刀后先以盐腌渍后，再用调味品拌制，如拌萝卜丝、拌莴笋等。

温拌

原料经加热预熟，稍凉后仍保持一定温度时拌制，如拌虾仁、温拌腰花、拌蜇头等。

❧ 冲

生、熟料均可，经调味后，以沸水冲入，调匀供食，如炒面、冲鸡蛋等。有汤冲和油冲等方法。

❧ 泡

原料均经预熟，然后以沸水、沸汤或茶水等冲开食用。有油和汤泡两种，如羊肉泡馍等。

❀ 油泡

先用大火以油搪锅后，再下多量清油，小火温油下原料炮制半熟，去油留少许底油，再用大火炒制，调味勾芡，起锅，如油泡虾仁、油泡肚花等，多见于广东一带。

❀ 汤泡

多见于广东一带。原料先用沸水氽至恰熟，捞起控干；再用大火起油锅，下原料煸炒，并烹酒，起锅倒入备好葱丝、香菜等配料的汤盆中，再将烧沸的上汤沿盆边倒入盆内，泡没原料即成。如汤泡肾球、上汤泡肚仁等。

❧ 糟

也称"糟腌"。用酒或其他糟类作为主要调味料调制成菜肴。如糟鱼、糟蛋等。成菜特点是甜感鲜香，带有浓郁的酒糟香味。

❧ 烤

把原料置于火上或火边（或用特制烤具），利用火的热力辐射，使之成熟。烤制原料多以肉类为主，可先腌渍入味，亦可烤后蘸食。因方法、调料和烤具的不同，有多种烤法。成菜特点是酥脆醇香、口味浓厚。

❀ 白烤

原料可事先腌渍，不用有色调料，烤制时不与火直接接触，菜品色泽呈淡色、白色，称为白烤。

❀ 红烤

原料先腌渍，后置于明火上烤制。成菜色棕红。

❀ 面烤

原料调味后，用网油包裹，再用生面饼包严，放在烤盘上或入烤炉烤熟。食时敲去面皮，装盘热食。成菜鲜嫩，保持原味鲜香。

❀ 泥烤

原料洗净后，再用网油、荷叶、玻璃纸逐层包裹，再用湿黄泥包紧，放入烤箱烤制。熟后去泥等包裹供食。泥可用绍兴酒坛的封口泥，也可用毛鸡去内脏后，以泥糊严置火灰中煨制，如叫花鸡等。

❀ 串烤

原料切片或块，用铁签子串成串上火烤，如烤羊肉串。

还有焖炉烤、挂炉烤、叉烧烤等方法。

❀ 焗

利用蒸汽使密闭容器中的主料变熟，称为焗。主料经焗制后，受热膨胀而松软，水分蒸发，吸收配料、调味料的味道，形成其独特的质感和风味。

因焗器不同，有锅焗、瓦罐焗、炉焗；因传热介质不同，有盐焗、原汁焗、汤焗、汽焗、水焗；因调味不同，有酒焗、蚝油焗、陈皮焗、香葱油焗、番茄汁焗、果汁焗、豆酱焗等。见于广东、广西等地。

例如盐焗，以盐为传热介质，原料经调味后，用纸紧包严密，埋置在炒至带焦香味的粗盐粒中（盐置于瓦罉中），可继续以小火加热，经盐的热力将原料焗熟，如东江盐焗鸡。

❀ 烘

用辐射热使食物逐渐干燥并成熟。如三鲜锅巴中的锅巴，即以此法制成后，方可再下油锅炸。

🌿 腌

将洗净的原料整件或改刀后，以盐揉搓、抓捏，静置一段时间，谓之腌。即食的菜品可待腌好后，另加三合油或辣椒油，也有直接以调味汁腌渍的，另外腌还应用于菜肴原料的预加工，此外腌法又是贮藏肉类、蔬菜的方法，如腌菜、腌鱼等。

🌿 烙

通过炊具的干热使食物成熟的方法。多用于面食，如烙饼，两面焦黄香脆，中间柔软。

🌿 煸

煸的目的是为使原料去水分，去杂味，上色入味，须用中火、热锅，使原料贴锅边煸边炒，再煸入调味料，收汁起锅，成菜少汁而干松。多见于南方，如干煸草头、干煸牛肉丝等。

🌿 摊

多用于黏浆状原料，入锅摊开，待熟起锅，如摊煎饼、摊鸡蛋等。

🌿 涮

把切成片的生料，在滚开的水里烫一下就取出来，蘸调味料进食。北京的涮羊肉、四川的毛肚火锅即用此法。

🌿 炝

指用具有较强挥发物质的调料调拌菜肴，并使其味渗入到食料中。北方多用花椒油，四川用辣椒或花椒，江南一带用白酒，辅以胡椒粉等。有的地方用绍酒。炝法有多种，有的用水烫或油滑断生后，以花椒油、盐炝拌；有的先将辣椒、花椒等入油锅炒出香味后，下原料炒匀而成；有的先将原料用酒炝匀，静置以后再调拌等。炝菜一般辛香爽口，质地脆嫩。炝菜有多种方法，比如生炝、熟炝、温炝、葱椒炝等。

❀浸

以油、水或汤为传热介质，先用大火烧开，再将生料放入，改用小火保持温度，使料逐渐渗透并成熟。浸制菜品有鲜香嫩滑的特点。一般多用整料浸制，有油浸、水浸、汤浸、酒浸等，多见于广东。

❀熏

将肉、禽、鱼、蛋等生料或熟料置于熏制工具上，下面燃以茶叶或冰糖、锯末、柏枝、松叶、花生壳、核桃壳等，生烟熏炙原料，使之成熟，称为熏。熏制的食物色泽金黄，饱蕴熏香，涂上芝麻油后即可食用。

熏制方法因用料不同，有生熏、熟熏；方法不同有敞炉熏、封闭熏。熏法可使食品具有独特的风味，并可防止微生物滋生，利于保存。

❀醉

指用酒腌、浸、渍、炝、煮的方法制菜。有先煮或汆后再加料酒加盐腌醉的，如醉鸡等；有用酒将生料炝制供食的；有直接用酒加调料将原料煮制成的，如醉猪蹄等；还有用甜酒将鲜活原料经较长时间浸制而成的，如醉蟹等。

❀煏

原料洗净先调味，再挂糊或拍粉，小火、少油煎至两面金黄，下汤汁、调味，再以小火收汁，淋明油出锅，装盘应整齐美观，成菜软嫩醇厚。下汤汁要适量，以小火煨片刻即收干为宜，如锅煏豆腐。

蜜制

用白糖、蜂蜜加适量的水加热，调制成浓汁，浇在蒸熟或煮熟的主料上；或是把主料放入锅中，加入适量的清水、白糖、蜂蜜，慢慢熬制，至主料熟而入味，就可以在糖汁中加入桂花、玫瑰酱、京糕酱、椰子酱等，以提高成菜的色味，如蜜汁山药等。

燎

原料制成花刀片，用高档酒加调料拌均匀，下大火烈油燎炒，手勺一推，勺内火腾飞焰，快速出锅，时间短，速度快，谓之燎，如火燎鸭心等。菜品具有油、酒融合香味，焦中透嫩。

㸆

主料经煸炒或煎炸后，葱、姜炝锅加汤水、调味料，下主料微火㸆至烂熟入味，再㸆至汤汁浓厚，裹附于菜料上，无汁或少汁，淋明油出锅。㸆汁菜肴味醇浓厚，如干㸆大虾、干㸆瓦块鱼等。

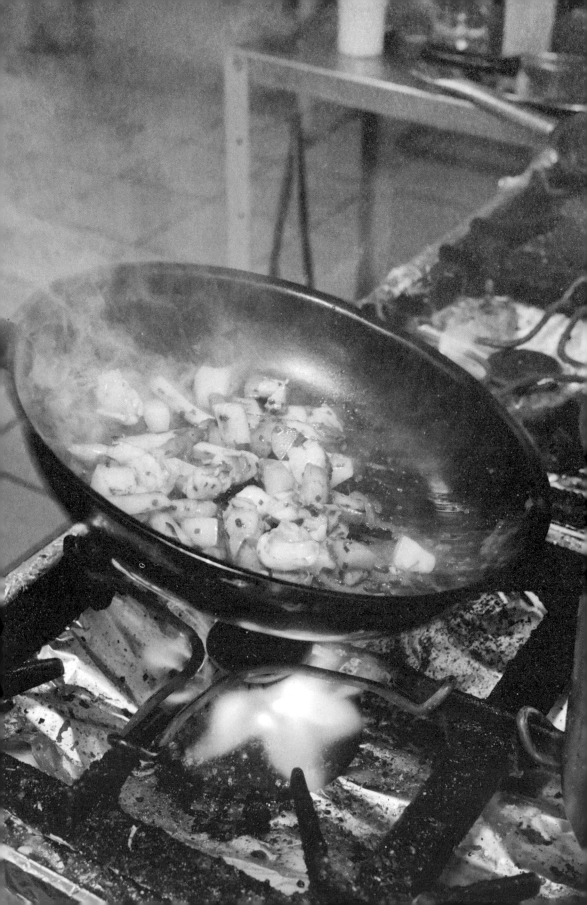

烹调方式与营养的关系

食物除少量可以生吃外，其他必须经过烹制调味。若烹调得法，不但使色、香、味、形具备，同时也不失营养，可增进食欲，帮助消化和吸收。有些烹调方法一味地注重口味而忽视了营养。不合理的烹调加工方式，往往使各种很好的营养成分遭到破坏。烹调技术必须要兼顾美味与营养两方面。

烹调方式是否合理，直接影响到饭菜的质量。在烹调中，除要注意色、香、味、形外，还要特别注意保存营养素，尤其是维生素。

烹调方法对营养素的影响

煮

对糖类及蛋白质起部分水解作用，对脂肪影响不大，但会使水溶性维生素（如 B 族维生素、维生素 C）及矿物质（钙、磷等）溶于水中。

蒸

对营养的影响与煮相似，但矿物质不会因蒸而遭到损失。

炖

可使水溶性维生素和矿物质溶于汤中，只有一部分维生素受到破坏。

✿ 焖

焖的时间长短同营养损失的大小成正比。焖的时间越长，B 族维生素和维生素 C 损失越大，反之则小。但焖熟的菜肴较易于消化。

✿ 炸

由于温度高，对一切营养素都有不同程度的破坏。蛋白质因高温而严重变性，脂肪也因高温而失去其功用。

✿ 熘

因为烹饪原料外面裹上了一层糊，从而减少了营养素的损失。

✿ 爆

因为烹饪原料外面裹有蛋清或湿淀粉，形成保护膜，故营养素损失不大。

✿ 烤

不但使维生素 A、B 族维生素、维生素 C 受到相当大的破坏，也损失了部分脂肪。明火直接烤，还会使食物含有致癌物质。

✿ 熏

会使维生素（特别是维生素 C）受到破坏，损失部分脂肪。同时也存在产生致癌物质的问题。

✿ 煎

对维生素及其他营养素并无严重影响。

✿ 不同做法，主食中营养素的变化

做米饭时，淘米主要是洗去泥沙和稻壳，不要用力搓洗，要减少淘米的次数。因为随着淘米次数、浸泡时间的延长，营养素损失也会增加。据测定，淘洗 2 ~ 3 次，维生素 B_1 可损失 29% ~ 60%，维生素 B_2 和烟酸损失 23% ~ 25%，矿物质约损失 70%，蛋白质损失 16%，脂肪损失 43%，碳水化合物损失 29%。

不要丢弃米汤。要摈弃捞饭法，提倡焖饭法。因为捞米饭时可使大量维生素、矿物质、碳水化合物甚至蛋白质溶于米汤中。如果丢弃米汤，就会造成营养素丢失。

煮粥时加碱会使维生素 B_1 损失，所以煮粥时要一次加足水，不要加碱，不要添水。盖上锅盖，先用大火，再用小火慢熬。但煮玉米粥时例外，因为玉米中有结合型烟酸，不易被人体吸收。加一些碱，能使结合型烟酸变成游离型烟酸，方可被人体吸收。

蒸馒头、花卷等面食时，加碱同样也会增加维生素 B_1 的丢失。发酵时用鲜酵母，可避免加碱。

煮面条时、水饺时，应尽量把汤利用起来。因为汤中含有不少的维生素 B_1、维生素 B_2，面条煮熟后，维生素 B_1 仅为生面条的 51%，其余 49% 除部分损失外，大部分都溶解在面条汤里面了。所以，原汤不宜丢弃。

🌿 不同做法，肉类食物中营养素的变化

炒肉、蒸肉比煮肉、炖肉方法要好。因为大火快炒，使肉外部蛋白质凝固，内部营养成分就不会外溢。炒肉宜以淀粉收汁，炖肉则以大火收汁。

红烧肉、清炖肉，时间长，维生素 B_1 损失最多，达 60% ~ 65%；蒸和油炸时，损失为 45%；快炒仅损失 13%。肉类中维生素 B_2 的损失情况，清蒸丸子损失 87%；红烧、清炖肉块损失 40%；快炒肉丝仅损失 20%。

煮肉不加碱，炒肉时不加盐。因为肉类遇碱将起收缩作用，易使肉粗韧，并使肉中的 B 族维生素被破坏。

不要只喝汤，不吃肉。如 100 克鸡肉所含的蛋白质为 21 ~ 23 克，而 100 克浓鸡汤中的蛋白质仅为 7 克。

🌿 不同做法，蔬菜中营养素的变化

蔬菜应先洗后切，以免失去维生素。切后蔬菜应避免浸在水中。加水煮后不要挤去菜汁。

尽量缩短洗、切菜与烹调之间的时间，炒后最好立即就吃。做到随洗、随切、随炒、随吃，以减少营养素的损失。

炒菜时要用大火，尽量减少加热时间。采用沸水烫、大火沸油急炒法，并

加锅盖，避免维生素氧化。绿色蔬菜有草酸者例外，可先在沸水中焯一下，然后再炒。

炒菜时，适当放些醋或用淀粉勾芡，既可保色增味，又以防止水溶性维生素的损失。

炒菜时不要过早放盐，否则蔬菜不仅不易熟，还会出现较多的菜汁。因为盐会渗透到菜中，一些维生素和矿物质也会同时溶出。

挂糊油炸是保护营养素、增强滋味的一种好办法。它可使原料不与热油直接接触，从而减少原料中蛋白质和维生素的损失。

瓜果洗净消毒后带皮吃，尽量少弃掉。

维生素 C 在烹调过程中的变化

烹调加工方式对食物中营养素有很大影响。所以，在烹调中应把良好的色、香、味、形与营养素的保存兼顾起来，才能吃得更好，吃得更健康。

不恰当处理食材对维生素 C 含量的影响（以 100 克蔬菜为例）

含量变化 / 处理方法	维生素 C 含量（克）	维生素 C 的损失量（克）	损失率（%）
先洗后切	26.54	0.63	2.3
切后放 2 小时	25.91	0.63	2.4
切后洗 2 分钟	24.20	2.34	8.4
切后泡 15 分钟	21.80	4.74	14.1
切后泡 30 分钟	20.23	6.31	23.8
不挤汤	14.58	11.96	45.1
挤汤	6.07	20.47	77.1

不同烹调方法对维生素 C 含量的影响(以 100 克蔬菜为例)　　　　　　　　续表

含量变化 处理方法	维生素 C 含量 （克）	维生素 C 的损失量 （克）	损失率 （％）
新鲜样品	26.54		
急炒 3 分钟	25.12	1.42	5.3
急炒 8 分钟	24.90	1.64	6.2
煮 10 分钟	23.54	3.00	11.3
煮汤 5 分钟	汤 13.91	11.96	45.1
	菜 10.85	1.78	6.7

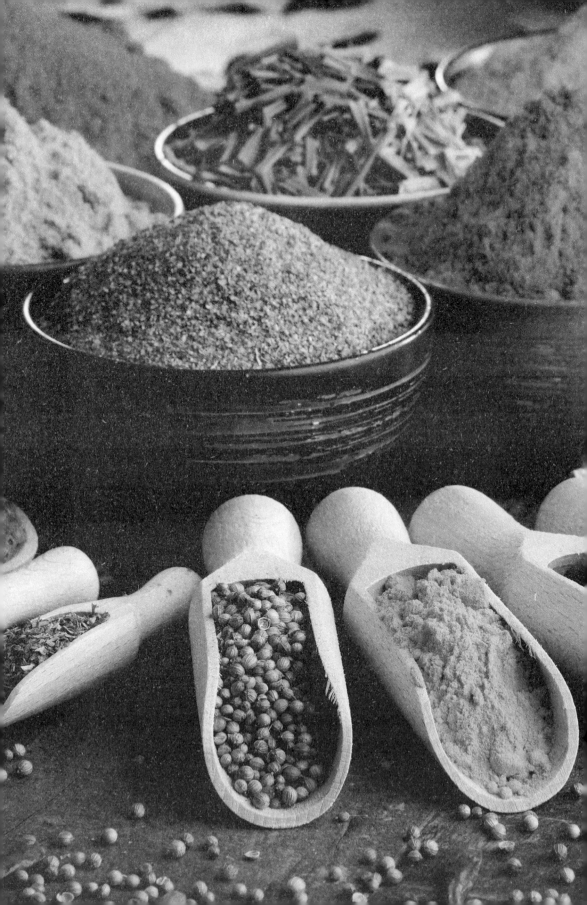

Chapter7
调味的技巧

调和烹是制作菜肴过程中不可缺少的两个环节，也是决定菜肴美味的关键所在。随着饮食文化的长足发展，烹饪技术的提高，作料的用法和品种也多种多样。了解和掌握调味的技巧，也是一门不小的学问。

要用好调味，不仅要了解调味的分类和功能，还要掌握调味的程序和原则，这样才能在各种瓶瓶罐罐的调味品中，选择最恰当的搭配，烹制出一道道美味可口的饭菜。

调味分类及作用

中国烹饪在世界上久享盛誉，其中重要特色之一就是调味。调味，需了解和掌握咸、酸、苦、甜、鲜味的性质及用法。

咸味

咸味是帮助体液平衡的信号。咸味是百味之首，是最基本的味道。食盐的味道本身并无诱人之处，但它能增强风味或起到调和作用，具有解腻、提鲜、除腥、去膻的作用。食盐在生理上也是人体所不可缺少的物质。咸味主要调味品有食盐、酱油、黄酱等。

酸味

酸味是新陈代谢加速的信号，同时又是物质变质的信号。酸味有较强的除腥、解腻作用，并可促进食物原料中的钙质分解。某些原料经过乳酸发酵后，本身具有酸味外，酸味调味品主要有各种醋类及有机酸，如红醋、白醋和酸梅等。醋在原料加热过程中还有保护维生素不受或少受损失的作用。

苦味

苦味是保护人体不受有害物质伤害的信号。苦味本身并不令人愉快，但在烹调中，与甜、酸等的组合可使菜肴产生一种特殊的香鲜滋味。蛋白质在部分酶解时，产生的一些小分子肽的片断也是苦味，牛奶变质呈苦味就是这个原因。苦味主要是来自各种药材，如杏仁、柚皮、陈皮、槟榔、贝母、山药、枸杞子等。

🌿 辣味

辣味，刺激性较强，少吃可刺激肠胃道，有促进消化的作用，还具有除腥的作用。主要调味品有辣椒酱、辣椒粉、胡椒粉、生姜等。

🌿 甜味

甜味是需要补充热量的信号。甜味还可增加菜肴的鲜味，并有去腥、解腻、解除原材料苦涩的作用。在食品医药工业和日常生活中，甜味是不可缺少的、消费量最大的呈味物质。有的原料本身含糖，经过酶的分解呈现甜味，主要调味品有各种糖类，如白糖、砂糖、红糖、冰糖和蜂蜜及各种果酱等。

🌿 鲜味

鲜味是蛋白质——主要是营养源的信号，又是增强食物滋味的重要因素，也是促使人对食物产生兴趣的关键因素。鲜味是一种复杂的美味感，"鲜"基本上是蛋白质的分解代谢物，主要由三个重要成分构成：即谷氨酸、肌苷酸和鸟苷酸。随着谷氨酸、肌苷酸和鸟苷酸这些核心成分的发现，人们确信"鲜味"存在于日常的菜肴中，比如有的清汤鲜美无比，就是因为其中鸡脯肉富含谷氨酸的缘故；鱼和猪肉、火腿含有大量的肌苷酸。蘑菇、笋具有增鲜作用，也是因为其中鸟苷酸和天门冬氨酸含量最为丰富的原因。

🌿 复合味

复合味是指两种或两种以上滋味制成的调味品调成。例如：糖醋——酸甜味；麻酱、醋、香菜——香酸味；芥末、酱油——咸辣味；花椒、酱油——麻咸味。

我国地大物博，人口众多，资源丰富，各地方人民的文化、生活习俗、饮食习惯各有不同，在烹调方面也各有特色，如：

京八味，即甜、咸、酸、辣、糟、五香、酱香、麻辣。

粤菜五滋六味，即甜、咸、酸、辣、糟、苦、臭、香、鲜、松肥、浓。

川菜七味，即甜、咸、酸、辣、苦、香、麻。

闽菜六味，即甜、咸、酸、辣、臭、香。

调味的时间和原则

了解和掌握调味，是一个厨师、家庭主妇做好菜肴的关键。俗话说：五味调和百味香，即说明调味的重要性。调味搭配得适当，味差的原料也会变成美味佳肴；调味不好呢，再味美的原料也会变得一塌糊涂，难以下咽。调味是有一定程序和原则的。

❦ 调味的时间

❦ 加热前调味

在原料未下锅加热前，先用精盐、酒、酱油、糖、胡椒粉等抹在原料上或腌渍一定的时间，使其味道渗透到原料内部，使原料在下锅前有一个基本的味并消除原料的腥膻味。也有先在原料上挂糊、上浆的，此法适用于鸡、鸭、鱼、虾、肉类原料。有些配料如青笋、黄瓜等，也需要在烹调前用精盐腌一下，以腌去部分水分，确定它的基本味（咸味）。

❦ 加热中调味

菜肴原料下锅后，根据菜肴的不同口味要求，随菜肴原料加热变化，放入相适应的调味品，以决定菜肴的味道，是决定性的调味。

❦ 加热后的调味

为弥补菜肴加热前或加热中调味的不足，增加菜肴的滋味，有些菜肴往往在装盘后还需要加一些辅助的调味品，再进行一次调味。如干炸丸子、软炸里脊等均需在成菜后用花椒盐撒食或蘸花椒盐食之。此外，各种炝制、拌制的凉菜，也需在加热后用精盐、味精等调味品调味。

🌿 调味基本原则

❀ 要根据原料的性质调味

凡是鲜活的荤素原料，要保持它本身的味道，切忌被调味品所掩盖。如鸡、鸭、鱼、虾、肉类、蔬菜等，均不宜过咸、过酸、过甜、过辣等，要注意保持其本身的鲜美味；如不新鲜的原料和带有腥膻异味的原料，如牛、羊、野味、内脏等，应多加酒、糖、胡椒、花椒、五香、葱、蒜、姜、干辣椒等调味品，以达到解除腥膻异味的目的，并促其鲜、香；有些原料并无显著的鲜味，如鱼翅、海参、榆耳、葛仙米、发菜等，要适当增加调味品，以增加其鲜味。

❀ 必须适应地方口味和季节性变化

人们的口味，随着地区、气候、习俗的不同而不同。例如四川人喜欢吃麻辣味，广东人喜欢吃酸甜、生鲜味，浙江人喜欢吃甜鲜味，北方人喜欢吃带葱、蒜味的菜等。从气候上讲，夏季比较炎热、易出汗、食欲较差，人们比较喜食清淡、爽口的菜肴；而冬季比较寒冷，人们比较喜食味较浓厚的菜肴。俗话说"春酸""夏苦""秋辣""冬咸"，就是这个道理。因为春天易感疲劳、发困倦，酸味可以提神；夏天，苦味（苦瓜）性凉，能解暑；秋天，辣味能去凉提热，帮助人体适应气候的变化；冬天，多吃些盐可以增加人体热量，帮助人体抵御寒冷。

❀ 掌握调料添加顺序

其原则是渗透力弱的调味品先加，渗透力强的后加。例如，先放白糖，其次是食盐、醋、酱油、味精。如果先放食盐，就会阻碍糖的扩散，因为食盐有脱水作用，促进了蛋白质的凝固，使食物表面发硬且具有韧性，白糖渗入便很困难。没有香味的调料（食盐、白糖等）可随食物加热而无妨；有香味者则不可如此，以免香味散溢。这就是醋和酱应在食物起锅前添加的理由。

中式菜肴的调味品

我国的饮食作料，历史悠久，源远流长。早在商朝，我们的祖先就用食盐和酸梅来调味。到了周朝，人们不仅学会了酿造酱和酱油，而且开始使用酒、醋、糖、蜜、姜、桂皮等作料。到了汉初，酒、醋、酱油、豆豉和各种糒等，已成为生活的必需品。此后，随着历代经济、文化的发展，烹饪技术的提高，作料的用法日渐多样，品种也日益增多。

❇ 花椒

花椒果实中含有挥发油及川椒素，既可作香料，又是麻辣味的重要作料之一，还有去除异味的作用。常制成花椒盐、面或油，还常和大料、桂皮、陈皮和姜一起配制成五香粉。花椒性热味辛，有温中散寒、燥湿杀虫和行气止痛的功能，主治脘腹冷痛、阳虚咳喘、呕吐泄泻、蛔虫腹痛等疾患。经研究，花椒中的有机成分，对不少细菌有明显的抑制作用。如常服花椒，能促进新陈代谢，还有温阳补肾的作用。

❇ 大料

又名大茴香或八角茴香。因为它含有挥发性的茴香醛，具有强烈的芳香气味。在炖肉、烧鱼时加入大料，不但可以增香解腻，而且还能去膻除腥，减少异味。大料也是一味中药，有温中理气、补阳散寒、开胃止呕、止咳去痰的作用。其性辛而辣，吃了以后有增强胃肠蠕动、排除积气、促进全身血液循环的作用。

肉桂

又名紫桂、玉桂、桂皮，是肉桂树的皮。桂皮油中主要的成分是桂皮醛，有幽雅清淡的芳香味，是著名的调味品，也是制作五香面的主要原料。肉桂皮作为烹制肉类的主要调料，具有较强的除腥膻腻味和增香作用。肉桂对胃肠道有温和的兴奋作用，因而有增强消化功能、排出腹中积气、缓解胃肠痉挛和促进血液循环的作用。

陈皮

又名广陈皮、橘皮，是理气化痰的中药材，以成熟、陈久者为佳。用陈皮作调料，主要取其特殊气味，可使菜肴鲜香可口，并有解腻增香、增进食欲和促进胃肠消化的作用。使用陈皮调味，一般在主料加热后下料。

丁香

又名紫丁香，由于它的花蕾中含有丁香油和丁香素，因而香味浓烈。丁香常用作烹调鸡和肉等食品以及制作卤汤（如卤鸡的汤）、酱汤（如酱肉的汤）的重要调料。丁香性温味辛具有散寒降逆的作用，是治疗胃寒呃逆、胸腹闷胀疼痛和呕吐的良药；还有驱除肠道寄生虫和调治肾虚阳痿的作用。现代医学研究发现，丁香内服有促进胃液分泌、增强胃肠蠕动、兴奋中枢神经和增加白细胞功能的作用。丁香煎服则对结核杆菌、伤寒、痢疾杆菌等有明显的抗菌、抑制作用。

葱

葱辛辣，香味重，既可调味，又可作辅料。生熟吃皆宜，加工成丝，既可做凉菜调料，增鲜之余，还有杀菌、消毒的作用。加工成段，可与其他菜肴同烹，葱香与主料鲜味融为一体。根据原料需要用葱，如红烧鱼，葱切段；干烧鱼，葱切末；清蒸鱼，把整根葱放在鱼身下；鱼丸子，用葱汁；烧鱼汤，油炸葱同鱼一起炖，去腥。水产、家禽、家畜、内脏、蛋等，用葱去腥；豆与根茎类蔬菜，用葱去除豆腥和土气味。

🌿姜

分新姜、黄姜、老姜、浇姜，可做调味与配料，有去腥解膻的作用。新姜，皮薄肉嫩，味淡薄；黄姜，香辣，气味由淡转浓，肉质由松软变结实，是姜中上品；老姜又叫姜母，皮厚肉坚，味辛辣，香味不如黄姜；浇姜，姜牙，可做配菜与酱腌。

🌿芥末

芥末味辣稍带苦味，必须加工后才能食用，适用于凉拌菜肴。芥末粉需用醋、温开水各适量，加香油、糖适量，一并调拌成糊状，焖30分钟后发出香辣味时，才可食用，否则味苦辣而无香味。因含油，故宜放阴凉处，以防潮，防蛤喇味。

🌿砂仁

为芳香性健胃中药材，有理气、醒脾、和胃的功效。砂仁为作料，主要取其浓郁香气，使菜肴增香加味，并能增进食欲。一般用前须将砂仁捣成碎粉，在主料加热前下料。

🌿白果

又叫银杏、白果仁，有敛肺气、定咳喘、涩精止带的功效。用白果为作料或辅料时，能增进菜肴色、香、味，消除原料的腥味。使用时，一般要在主料加热过程中下料。

🌿 香糟

产于杭州、绍兴等地。由小麦和糯米发酵而成，含酒精 26% ~ 30%。新货色白不香，陈货色黄、香味浓。干香糟必须经过加工才能使用，制法：干香糟 500 克，黄酒 200 克，盐 150 克，桂花少量。先将干糟用酒溶化后，掺入糖、盐和桂花，拌均匀后用纱布滤去糟渣，即成芬芳的香糟汁。

附录

❧ 常见蔬菜基础知识

❀ 大白菜

大白菜具有叶浓绿、味甜、晚熟且耐贮存等品质特点。

❀ 甘蓝

甘蓝含维生素 U，具有防治胃溃疡的作用。

❀ 菠菜

菠菜含有丰富的胡萝卜素，可帮助维持正常视力，防止夜盲症，降低患视网膜退化的危险。同时，菠菜含有较多的草酸，会影响人体对钙的吸收，烹调前应进行焯水处理，除去大部分草酸。

❀ 芹菜

芹菜分为实心芹菜和空心芹菜两种。实心芹菜叶柄实心，香味淡，纤维少，质地脆嫩，品质佳；空心芹菜叶柄空心，香味浓，纤维多，质地粗老，品质较差。经常食用芹菜，尤其是芹菜叶，对防止高血压和动脉硬化有良好的辅助治疗作用。

❀ 土豆

发芽马铃薯和绿皮马铃薯中含有大量的有毒物质"龙葵素"，食后会中毒，故不可食用。

❀ 枸杞菜

枸杞菜含有丰富的甜菜碱，可参与体内脂肪代谢，抑制脂肪在肝细胞内的沉积。

❀ 洋葱

洋葱又称洋葱头或葱头、圆葱等。洋葱含有环蒜氨酸和硫胺酸等化合物，能溶解血栓，抑制高脂饮食引起的血胆固醇升高，改善动脉粥样硬化。

❀ 大蒜

人们称大蒜是"地里长出的青霉素"，它所含的大蒜素，具有广谱杀菌及降血脂、降血糖的作用。

❀ 百合

中医认为，百合味甘性平，具有润肺补心、清热止咳、利便、消浮肿的作用。

❀ 竹笋

竹笋性寒，含粗纤维多，因而腹泻、年老体弱、消化不良者及婴幼儿要忌食。

❀ 西红柿

西红柿含有丰富的有机酸，如柠檬酸、苹果酸等，可使维生素 C 稳定，同时有分解脂肪的作用。

❀ 辣椒

辣椒的营养价值较高，含有丰富的维生素 C 和胡萝卜素，每 100 克小红辣椒中维生素 C 的含量为 144 毫克，居蔬菜之首。

❀ 黄瓜

黄瓜中所含的葡萄糖、果糖、甘露醇、木糖等，不参与通常的糖代谢，故适于糖尿病患者食用，可代粮充饥。此外，多吃黄瓜还可以利尿、减肥。

❀ 苦瓜

苦瓜的药用价值较高，性味苦、寒，入心、脾、胃经，具有消暑、明目、解毒的作用。此外也有一定的抗肿瘤及控制糖尿病的作用。

❀ 冬瓜

冬瓜含钠量低，脂肪极少，可以减肥，还有利水、消痰、清热、解毒的作用。

❋ 南瓜

南瓜具有较为突出的降血糖作用，因而是糖尿病患者的食疗佳品。

❋ 萝卜

"冬吃萝卜夏吃姜，不劳医生开药方"。萝卜中含有较高的"干扰素诱生剂"，细嚼、生吃可以抗癌。

❋ 胡萝卜

胡萝卜有"小人参"的美称，它的胡萝卜素含量居蔬菜之首，胡萝卜素是合成视紫红质的主要物质，多吃胡萝卜可以预防对视网膜的伤害，治疗夜盲症或角膜干燥症。

❋ 牛蒡

牛蒡也同南瓜一样，具有降血糖作用，比较适合糖尿病患者食用。

❋ 姜

生姜富含植物杀菌素和挥发油（挥发性姜油酮和姜油酚），可以抑制人体对胆固醇的吸收。

❋ 香菇

香菇是世界著名的食用菌，按外形可分为花菇、厚菇、薄菇和菇丁四种。香菇具有抑制胆固醇升高、降低血压、预防心血管病和抗癌的作用。

❋ 猴头菇

猴头菇含多糖和多肽类物质，对胃及十二指肠溃疡、慢性胃炎和消化道癌症有抑制和治疗作用。

❋ 竹荪

竹荪是珍贵稀有的食用菌，它有长裙竹荪、短裙竹荪、红托竹荪和棘托竹荪四个品种。

❋ 鸡纵

鸡纵的菌盖形似鸡的羽毛，故得名鸡纵。其肉质鲜嫩，洁白如玉，味似鸡肉，鲜香可口。

❋ 鸡油菌

鸡油菌是一种珍贵的世界性著名的食用菌和药用菌。中医认为它具有清肝、明目、利肺、和胃、益肠的作用。

❋ 黑木耳

黑木耳营养丰富，含有多种维生素和矿物质，其矿物质中以铁的含量最为丰富。黑木耳中还含有一种植物胶质，可以消除人体消化道内的有害物质，所以它是从事化纤、纺织、理发、养路、教学等职业的人的保健食品。此外，黑木耳具有抑制血小板凝集、降低血液黏稠度、改善动脉粥样硬化、抗血栓形成的作用，被人们称为"血管的清道夫"。

❋ 发菜

发菜又称头发菜，营养价值极高，具有高蛋白、高钙、高铁和高碘的特点。

🌿水产品基础知识

❋ 大黄鱼与小黄鱼

大黄鱼体型较长，一般体长 30 ~ 40 厘米，头大嘴圆，尾柄细长，鳞片较小，侧线弯曲。小黄鱼体型较短，一般体长 15 ~ 25 厘米，头小嘴尖，尾柄宽短，鳞片较大，侧线平直。

❋ 鲐鱼

鲐鱼在加工时应注意：要剖开鲐鱼背部，洗净有毒的血线。此外不新鲜的鲐鱼容易造成组胺中毒，不可食用。

❋ 真鲷鱼

真鲷鱼为我国名贵的鱼类，外形上具有全身淡红色、体侧背部散布着鲜艳的蓝色斑点、头大口小、体侧扁、呈椭圆形等特点。

❀ 金枪鱼

金枪鱼的肉质特点是肉色赤红、肉多刺少、肉质细腻、味极佳。

❀ 三文鱼

三文鱼营养丰富，含有大量的不饱和脂肪酸。三文鱼的肉质特点是肉色橘红、肌肉呈木纹状，肌间脂肪含量高。

❀ 鲤鱼

鲤鱼肉厚刺少，肉质肥嫩，适于红烧、干烧、糖醋、清炖、清蒸、酱汁等烹调方法。

❀ 鲫鱼

鲫鱼滋味鲜美、营养丰富。鲫鱼煮汤可治疗乳少和水肿。鲫鱼与红小豆煮汤是治疗肝硬化的食疗良方。

❀ 鳙鱼与鲢鱼

鳙鱼的头部极大，约为体长的 1/3，而鲢鱼头约为体长的 1/4；鳙鱼体背部微黑色，体型有不规则的黑色斑点，腹面灰白色，而鲢鱼体呈银白色，无斑点。

❀ 团头鲂和长春鳊

团头鲂又称武昌鱼、鲂鱼，长春鳊又名鳊鱼、鳊花等，二者极其相似，主要区别在于：团头鲂比长春鳊体高：团头鲂的上颌与下颌等长，而长春鳊的上颌稍长于下颌；团头鲂的腹棱较短，而长春鳊的腹棱较长；团头鲂体呈灰黑色，而长春鳊全身银白色。

❀ 鳝鱼

黄鳝富含多种维生素，尤以维生素 A 含量惊人，故具有增进视力的作用。黄鳝中的黄鳝素具有降低血糖的作用，是糖尿病患者的食疗佳品。

❀ 虾

虾中所含矿物质以磷和钙的含量最为丰富。虾皮和虾的连壳制品含钙量特别高，是补钙的最好食品。

❈ 中华绒螯蟹

中华绒螯蟹中维生素 A、维生素 D 和微量元素硒的含量极为丰富。

❈ 牡蛎

牡蛎含有丰富的牛磺酸，具有明显的保肝利胆的作用。

❈ 海参

海参中硒和碘的含量极为丰富，并含有大量的黏蛋白，其中包括硫酸软骨素的成分，具有延缓衰老的功效。

❈ 中华鳖

中华鳖具有高蛋白、低脂肪、多胶质的营养特点，有显著的补肾作用。

❈ 海带

海带富含微量元素碘，可以治疗或预防甲状腺肿大，同时对预防乳腺癌也很有效。

❈ 紫菜

紫菜中碘的含量居藻类之首，同时紫菜中含有大量的维生素 U，对治疗胃溃疡有较好的食疗效果，紫菜中还含有丰富的胆碱，可增强人的记忆力。

❈ 鱼翅

鱼翅是用软骨鱼类中鲨鱼和鳐鱼的各个部位的鳍加工制成。

❈ 鱼肚

鱼肚是用鱼的鳔加工干制而成，被誉为"海八珍"之一。

❈ 鱼子

红鱼子是用大麻哈鱼的卵加工制成的，形似赤豆，色鲜红，半透明；黑鱼子是用鲟鱼和鳇鱼的卵加工制成的形似黑豆、黑褐色，有光泽，半透明。

🌿 畜禽基础知识

❀ 羊肉

羊肉中含有大量的左旋肉碱，对心脏营养发挥重要作用。

❀ 兔肉

兔肉具有高蛋白、低脂肪、胆固醇少、卵磷脂多的营养特点。卵磷脂含量较多，可抑制血小板凝聚，阻止血栓形成，预防动脉硬化。卵磷脂还是儿童和青少年时期大脑和其他器官发育所不可缺少的营养物质。

❀ 乌鸡

乌鸡的骨、皮、肉及内脏、脂肪等黑色物质均富含铁和铜，具有补血作用，对病后、产后贫血者有促进康复的作用。

❀ 鸡蛋

鸡蛋营养丰富，其蛋白质含量约为 12.7% ~ 12.8%，脂肪含量为9% ~ 11.1%，蛋黄中蛋白质的含量高于蛋清，约为 15.2%，鸡蛋所含脂肪几乎全部集中在蛋黄中。蛋黄中还含有丰富的卵磷脂，在体内转化为乙酰胆碱，是增强人脑记忆不可缺少的物质。

❀ 牛奶

牛奶中最主要的营养成分是蛋白质。牛奶中的蛋白质含有人体必需的全部氨基酸。牛奶中的矿物质很丰富，是钙、磷、镁的丰富来源。此外牛奶中还含有丰富的乳糖，有利于钙和磷的吸收。

❀ 黄油

黄油又称"白脱""牛油"，是从稀奶油为原料加工而成的乳制品，是以稀奶油中分离出来的较纯净的脂肪。

粮食基础知识

大米

大米可分为籼米、粳米、糯米三种。籼米的特点是黏性小、出饭率高；粳米的特点是黏性略大、出饭率低；糯米的特点是黏性大、出饭率低。

黑米

黑米的营养价值高于普通大米，黑米富含矿物质，其中铁的含量比普通大米高3倍，钙的含量比普通大米高3～5倍。

小米

新产小米熬粥，粥表面漂浮的一层形如油膏的黏稠物为"米油"，营养极为丰富，"可代参汤"，是产妇、患者、婴幼儿的理想食品。

大豆

大豆是"豆中之王"，所含蛋白质高达35%左右，是等量的大黄鱼、瘦猪肉或鸡蛋所含蛋白质的2倍多。大豆的消化率随食用方法的不同而不等。食用干炒大豆，其消化率50%；食用煮熟的大豆，其消化率为65%；食用豆浆，其消化率为85%；食用豆腐或豆制品，其消化率92%～96%。

绿豆

绿豆中的蛋白质，属于完全蛋白质，并具有特殊的解毒作用。绿豆能降低血脂和胆固醇，解毒保肝，清热解暑，利水消肿。

常见水果基础知识

苹果

苹果中钾的含量较多，是高血压患者理想的食疗食品。此外，苹果中含有大量的苹果酸，可使体内的脂肪分解，降低胆固醇，缓解动脉硬化，预防肥胖。

柠檬

现代医学研究证明，柠檬中的大量柠檬酸可以预防泌尿系统结石的形成。

同时也是预防心血管疾病的食疗佳品。

❀ 香蕉

香蕉含有多种矿物质，钾的含量尤其丰富，每 100 克果肉中含量高达 330 毫克。

❀ 荔枝

荔枝中含有为甲基丙环基甘氨酸的物质，可使血糖下降。因而过多食用荔枝会发生"荔枝病"，即低血糖性晕厥。

❀ 菠萝

食用菠萝时，用盐水浸泡，可破坏菠萝蛋白酶的活性，从而避免发生"菠萝病"（一种对菠萝的过敏性反应）。

❀ 西瓜

西瓜味甘性寒，具有清热解暑、利水降压的作用，肾炎、高血压患者可适当多食。

❀ 山楂

山楂含有山楂酸、枸橼酸和酒石酸等大量有机酸，具有降低胆固醇和降低血压的作用。

❀ 大枣

大枣味甘性温，健脾养胃。新鲜大枣含有多种维生素和矿物质，尤以维生素 C 的含量极为丰富，居各种水果之首。因而新鲜大枣被誉为"维生素 C 丸"。

❀ 猕猴桃

猕猴桃中所含的生物活性物质可抑制亚硝胺在人体内的合成，对胃癌、食管癌和直肠癌均有防治作用。

❧ 调味品基础知识

❀ 食盐

食盐按来源不同可分为海盐、湖盐、井盐和矿盐；按加工精度不同可分为粗盐、洗涤盐、精盐；按用途不同可分为普通盐、风味盐（海鲜盐、麻辣盐）和营养盐（碘盐、锌强化盐、补血盐）。

❀ 红糖

红糖含有丰富的微量元素，其中有些微量元素具有强烈刺激机体的造血功能，利于妇女产后补血、化淤、排恶露、止痛。患风寒感冒时用红糖、生姜熬制的红糖姜汤是活血驱寒的食疗良药。

❀ 蜂蜜

蜂蜜最主要的成分是转化糖，味甘性平，营养与食疗作用非常广泛。

❀ 食醋

食醋具有祛病保健作用，经常食用可以降低血压、软化血管、减少胆固醇堆积，防止心血管疾病。

❀ 味精

味精主要成分是谷氨酸钠，广泛应用于食品和菜肴的调味。味精最适宜在出锅之前添加。

❀ 蚝油

蚝油是熬煮牡蛎的汁浓缩后调制而成的液体调味品。

❀ 鱼露

鱼露又名鱼酱油，水产酱油，通常是以小杂鱼和小虾为原料加工制成的鲜味调料。

❀ 咖喱粉

咖喱粉是用20多种香辛料调制而成的深黄色或黄褐色粉状复合调味品，

味辛辣、微甜。

❊ 黄酒

　　黄酒是烹调菜肴专用的酒类调味品，在烹调中主要起去腥臊异味和增加香味的作用。

食物鉴定表

鲜肉类食物鉴定表

	新鲜肉	变质肉
色泽	肌肉有光泽，鲜红色，脂肪洁白	肌肉暗红色，脂肪变黄
黏度	外表微干，不粘手	表面湿润，黏手
弹性	指压后凹陷立即恢复	指压后不能恢复
气味	具有鲜肉的正常气味	有氨味或酸味

冻肉类食物鉴定表

	正常冻肉	变质冻肉
色泽	肌肉有光泽，脂肪洁白	肌肉灰暗，脂肪黄绿
外观	肉质紧密，坚实	肉质松散
黏度	外表不粘手	外表粘手
气味	无异味	有氨味或酸味

虾类食物鉴定表

	新鲜虾	变质虾
体表	青灰色，外壳清晰透明	灰白色，混浊
头体连接	紧密	易脱离
肌肉	青白色，致密	灰白色，松散
气味	正常	有腐败味

禽类食物鉴定表

	新鲜禽类	变质禽类
眼球	眼球饱满，晶体透明	眼球凹陷，晶体混浊
色泽	皮肤有光泽，淡白，淡黄色	皮肤无光泽，灰暗
黏度	外表不粘手	外表黏手
弹性	指压后能恢复	肌肉无弹性
气味	正常	有异味或臭味

蟹类食物鉴定表

	新鲜蟹	变质蟹
体表	青褐色，有光泽	无光泽
鳃	鳃丝清晰，灰白色	鳃丝混浊
蟹黄	凝固不散	松散
肢体连接	紧密，步足不下垂	步足易脱落
气味	正常	有异味

鱼类食物鉴定表

	新鲜鱼	变质鱼
体表	鳞片完整，有光泽	鳞不完整，易脱落，无光泽
鳃	鲜红	灰色，鳃丝粘连
眼	眼球饱满，透明	凹陷，浑浊

鱼类食物鉴定表   续表

	新鲜鱼	变质鱼
肌肉	有弹性	松散无弹性
肛门	紧缩	松弛
气味	正常	有臭味

罐头食品鉴定表

	新鲜罐头	变质罐头
外观	完整，不变形	有胖听，破裂
内容物	完整，组织坚实	松散，变色
气味	正常有香味	有异味、腐败味

蛋类食物鉴定表

	新鲜蛋	变质蛋
外观	蛋壳清洁完整，有光泽	无光泽
蛋黄	蛋黄完整凸起，有韧性	散黄，黏皮
蛋清	澄清透明	混浊
气味	正常	有腐败味

乳类食物鉴定表

	新鲜乳	变质乳
色泽	乳白色	灰白色
外观	质地均匀，黏度适中，无脂肪上浮	有板结，脂肪上浮
气味	无异味	有酸味、臭味

粮食类食物鉴定表

	新鲜粮	变质粮
外观	粮粒完整，面粉松散	有结块
色泽	无黄变，有正常光泽	色泽变暗，变黄
气味	有正常气味	有霉味

蔬菜水果食物鉴定表

	新鲜蔬菜水果	变质蔬菜水果
外观	果实、叶面完整，无霉烂	果体叶面有腐烂
色泽	正常有光泽	暗无光泽
气味	正常	有腐败味、酸味

代后记

　　我的妈妈李瑞芬，毕生从事临床营养和公众美食营养研究推广工作，业界称她是"著名营养学家"，媒体称她为"营养界泰斗"。其实，她就是一个把营养学从实验室和书斋里解放出来，把营养学曾是为少数人享受服务的贵族科学，带进千家万户，使之空前普及的一位辛勤的耕耘者。

　　从20世纪40年代开始，妈妈就投身于营养事业，60多年不忘初心，营养对于她不仅是一个专业、一个岗位、一项事业，几乎是她全部的生活。她说营养就是她的上帝，我觉得她真像一个痴迷的传教士，时时刻刻随处随地播种着营养科学的种子，我作为她的大女儿退休后近10年，在一直跟随她推广美食营养的过程中，才真正切身体会到妈妈对营养科学的执著追求。

　　中国著名烹饪大师北京饭店总厨郭文彬多次对我说，"你妈妈是把营养带进餐饮行业的中国第一人，是我们的第一位营养老师"。她确实做了那么多"中国第一"的工作：

　　她受国内贸易部委托，主办了第一个全国厨师学营养培训班，组织编写了全国第一本厨房营养教材。她也是第一个走上餐饮讲堂的营养专家，桃李满天下。

　　她作为劳动人事部特邀营养专家，参与设置了全国餐饮业营养岗位，并编写审定了营养配餐员国家职业资格标准和教科书。

　　早在20世纪50年代，她第一个将营养治疗纳入部队医院，研制的"要素膳"及临床应用获得军区科技二等奖。

　　她在86岁高龄时，还坚持下基层，亲临现场指导武汉小蓝鲸餐饮集团，创建了全国第一个营养健康型餐饮示范企业。

　　她作为倡导营养进万家的第一人，组织营养专家在华西村举办了5期大型营养培训讲座，并走进社区家庭厨房餐桌开展营养咨询，受到村民热烈欢迎。

　　在著名营养学家于若木教授的支持下，她先后联系了全国多位营养师，成立了全国美食营养的第一个社团组织，在中国烹饪协会美食营养专业委员会任常务副主任。

她在非典时期，不顾八旬高龄，连夜组织编印了《抗非典饮食营养调理手册》，并亲自将书无偿送到北京收治非典患者医院及相关餐饮企业。妈妈满头白发，抱着手册，一步一步走向医院大门，虽然此情此景永远不会重现，但妈妈坚强的背影，将永远铭刻我心。

妈妈一直想把她多年美食营养的实践和理论编辑成书，以便帮助更多的百姓，让他们餐桌上的食品更健康营养。在最后的弥留之际，拉着我的手，对书的出版充满着期待。

感谢凤凰含章圆了妈妈的心愿，张永超副主编的敬业精神令人感动。感谢妈妈的忘年交，人民日报社健康时报记者魏雅宁，为此书的编辑出版坚持不懈的真诚付出。感谢广西师范大学出版社刘春荣编辑为此书做出的艰苦努力。感谢陆军医院专家组多年来对妈妈的著作出版事宜给予的巨大支持和帮助。

让我们记住妈妈每次讲课必说的话："营养学要走出书斋，走出实验室，走进千家万户，造福中华民族！"

谢文梅

2018 年中秋